好妈妈书架

小儿艾灸一学就会

小儿常见问题灸法
速查速用手册

图解版 王继娟 —著—

U0332485

机械工业出版社
CHINA MACHINE PRESS

中国纺织出版社

本书针对没有专业医学背景和相关知识储备的家长，从小儿艾灸的文化探源、基本技巧、艾灸手法、准备事项和注意事项、小儿艾灸常用穴位到小儿最常见的28种疾病的辨证及艾灸手法，深入浅出地教给父母用自己的双手和全部的爱为宝宝缓解病痛。本书还配有小儿经络穴位图和艾灸手法的彩图，让家长一看就懂，一学就会，真正把小儿艾灸这种绿色疗法运用起来，让宝宝更加健康。

图书在版编目（CIP）数据

小儿艾灸一学就会 / 王继娟著. — 北京：中国纺织
出版社：机械工业出版社，2018.3（2023.12重印）
ISBN 978-7-5180-4703-1

Ⅰ.①小… Ⅱ.①王… Ⅲ.①小儿疾病－艾灸
Ⅳ.①R245.81

中国版本图书馆 CIP 数据核字（2018）第025499号

机械工业出版社（北京市百万庄大街22号　邮政编码100037）
策划编辑：刘文蕾　陈　伟　责任编辑：李妮娜
封面设计：吕凤英　　　　责任校对：王明欣
责任印制：孙　炜
北京联兴盛业印刷股份有限公司印刷

2023年12月第1版·第9次印刷
169mm×239mm·13印张·190千字
标准书号：ISBN 978-7-5180-4703-1
定价：59.80元

推荐语

　　王继娟女士多年来一直深入灸法的学习，擅长小儿灸法的临床应用，有着几千个小儿灸法的案例，对于小儿灸法有着非常丰富的经验，被业界称为"艾妈妈"。

　　近些年来中医灸法又焕发了青春，各种灸法的技术如雨后之笋，但在重经济的大浪潮下，很多从事灸法健康行业的人背离了初衷。可贵的是继娟女士在灸界领域中，能安贫乐道，一心深入，此际她将宝贵的艾灸临床经验分享于众，让更多喜爱灸法的人受益，是值得赞叹发扬的，继娟女士是一名真正的灸匠。

老艾（范长伟）　于北京灸草堂

愿每一个身心都有"艾"的呵护

中医是让人懂得生命规律的科学，也让我们更加理解万物之灵的人与自然有着怎样不可分割的关系，懂得更好地与万物相处，懂得更好地爱护自己，珍惜这个世界，珍惜自己。我从当年误打误撞地进了中医的门，时至中年，才逐渐领悟中医的好，感谢不自主的选择给了自己保障生命的智慧，让生活中多了很多温暖的支持和呵护。中医，这一来自中华民族祖先的智慧，越来越让我着迷和信服，也希望它能够帮助更多的人。

艾灸是中医日常保健最常用的好方法之一，《扁鹊心书》中说，"保命之法，艾灼第一，丹药第二，附子第三"，历史上也有很多艾灸延年益寿的传奇故事。但是今天人们对艾灸的了解和应用还远远不够，我也一样，之前只是作为一种辅助治疗手段，见身边的医生应用过，没有深入了解，更谈不上亲身应用了，直到我见到王继娟老师，艾灸才在我面前以正确的方式打开了。

我和"艾妈妈"王继娟老师相识，是一份惺惺相惜的美好缘分。这缘分带给我温暖的智慧，还有推动生命前行的力量。王老师把艾灸当作一种爱的滋养，艾条的温暖，具有补充能量的作用，以采集自然界的温暖来补充我们身体的能量。而王老师温润的性格、平和纯净的心境以及柔和有力的话语，自然就带着一种对生命的滋养和疗愈的气质，而我相信这来自她10余年的艾灸实践和多年的修行之路。

艾的力量来自于生命对爱和温暖的渴望。人体气血运转不停，阴阳相辅相成。阳气是一身之本，就像每个人的生命存款一样，随着岁月不断消耗，如果有贪凉、饱食、熬夜等不良习惯则消耗更甚，而温暖的艾灸能神奇地补充人体的阳气。

但是艾灸需要专业的指导，不能打破人体自有的平衡，还要顺应天地阴阳之道，不同年龄阶段、不同体质特征的人需要选择取用不同的穴位。身体的不同状态，尤其是有了疾病指征的时候，就更要遵循相应的治疗方案。王老师每每都会根据问诊来制定我们补泻的穴位搭配方案，这样的灸疗，才能使身体达到平衡之道。

艾灸更需要长久的坚持。生命有它的周期和规律，我们身体的状态不是一天造成的，也不会是一天能够改变的，持之以恒的能量和温暖的补充，才会改变我们身体寒凉、瘀堵的状态。春夏养阳、秋冬养阴，天地也有自己的阴阳之道。二十四个节气就是天地给我们与自然相应的节点，把握自然的节律，引导身体去呼应天地的变化，我们就会在大自然的周期中延展生命。

艾灸最适合调理孩子的身体。王老师说儿童治疗和调理以"扶阳为本"。儿童时期就像人一生中的春天。春天养生也就是养阳，因此，艾灸可以帮助儿童的阳气升发，以顺应儿童的生长发育和天地的自然规律。同理，治疗小儿疾病，亦需温养阳气，以宣发透邪为主要制法，而不是寒凉伤阳。王老师给孩子治疗的时候，不是压制症状，而是倾听孩子身体的声音。我们不自觉地传递给孩子的情绪和压力，还有来自饮食气候的积累，都会在孩子身体上反映出来，我们能做的就是帮助他们疏解和发散，不要使这些东西累积在幼小的身体里，让他们像春天一样生发成长，没有压力。

艾灸给我的感觉像人们发自内心的爱和缘于自然界的温暖。爱的最佳状态就是懂得，而艾的最高境界就是联结，我们需要做的就是用中医的心法和自然的规律去读懂我们自己和孩子，联结彼此的身体与内心。每一次艾灸都应是我们与孩子的生命的联结——关爱彼此，调理身体的不适，从更深的层面寻找生命的能量和出口。

祝愿每一个生命都有爱的温暖，每一个身心都有"艾"的呵护！

北京中医药大学教授、博士生导师 董玲

自序

成为有中医养生智慧的父母

小孩子们总是充满我们无法全然理解的活力和好奇，每一天都在兴致勃勃地体验和学习着他们感兴趣的事物。他们所拥有的专注、自在和灵活的创造力像源源不断的泉水，随时随地都在汩汩地流淌着，除非生了很难受的病，身体需要休息，否则他们才不会停止自己的探索。我常常被这份蕴藏在他们小小身心里的造物主给予的无穷能量所震撼。

孩子选择来到我们的生命中，他们全然地信任我们，那么柔嫩、弱小地躺在我们的臂弯里，把自己完全交付给我们。在成为新手爸妈的喜悦背后，还有一条学习呵护、陪伴、养育、倾听、支持他们的路在等着我们开启。走这条路需要付出很大的精力和心血，尤其是在孩子出生后的头三年，父母不单会感受到身体上的疲累，还会体验到对孩子健康和安全的担心、焦虑所带来的精神负累。新手父母养育孩子的过程也像"打怪升级"一样，要面对很多自己以前没有经历过的状况。但在养育他们的过程中，父母会发现，自己孩提时代曾注意到的生活细节和乐趣，又一次向我们展开了它们丰富的内涵；我们会发现，自己内在的创造力、对新鲜事物的好奇和探索一次次被孩子激活；同时自己爱人爱己的能力，也因为要为家庭和孩子负责任而得到觉察和增强。

育儿的过程，是一个对新生命了解、尊重和支持的过程。光是了解就包含着好几个层面的意思，比如身体发育层面、情绪情感层面、精神能量层面……父母不只要提供住处和食物以及确保孩子的安全，还要及时了解他们在此时、此地需要什么。我们每一个生命都从弱小走来，父母年复一年、日复一日地照顾我们长大。在一生中，我们最渴望的就是体验到父母无条件的爱和接纳、懂得和支持，得不到的时候甚至会用生病的方式来激发父母内在的觉醒，这部分我们和自己的孩子是完全一致的。我在工作中发现，很多大人和小朋友生病时的表现都是一样的，他们的身心仿佛都回到了两三岁，呻吟，同时向父母或者有耐心的照顾者奶声奶气地发脾气或者提出需求，他们渴望陪伴，渴望倾听，渴望理解和关心。所以，中医和西医都是更接近"爱和陪伴、懂得和帮助"的行业。"父母不知医，可谓不慈；儿女不知医，可谓不孝"，说的就是这份懂得和帮助。爱如果不在懂得的层面上，就很难达到真正的滋养和支持。

每个人的一生中都会经历很多次病痛，生病是伴随生命的影子。在中医的眼里，生病也是一个了解生命、了解身体、帮助身体各脏器更好运作的过程。中医的整体观和方法论认为疾病是可以预防的，人体是可以自愈的，只要你掌握了健康之道，掌握了疾病和人体气血、能量的关系，你就可以帮助自己或者他人走上轻松的预防和自愈之道。孩子在出生六个月后，来自妈妈的抗体能量就会减少，如果我们懂得如何预防，如何帮助孩子缩短病程，早日康复，那么孩子来自先天的那部分能量就不会被过多地消耗在与病邪做斗争上，而是会更好地用于发育健康的体魄和创造生命的智慧上。

儿科自古被中医称为"哑科"，五六岁以下的孩子还没有能力完全表达清楚自己的身体状况，越小的孩子越需要父母或者照顾者能细心、精微地感受他们的状态，一方面能了解引起孩子生病的原因可能是什么，另一方面在孩子生病时能给予他更多的安全感、爱和陪伴。

孩子像一面镜子一样反映着父母或者照顾者自己的身心状态和对待他们的态度。临床上我们发现，自身生命状态积极正向、情感情绪稳定的父母或者照顾者，对自己的身心状态也比较关心和了解，也具备丰富的养育知识，更可贵的是他们也一直保持着平和、开放和学习的心态，在照顾孩子的过程中能及时体察到孩子的需求，细心地观察孩子每次生病的原因和症状，总结经验，自己理性、客观、及时地处理或者找到医生帮助解决这些症状，孩子就会在养育者或者医生的帮助下早日康复。这是一种高效率的养育，可以惠及三代人，孩子也会在父母或者照顾者这种稳定、清晰、慈爱的气场中继承对身体、生命的觉知。如果这样的父母能够花点时间和心力进一步学习中医知识，践行身心健康之道，那么平安、健康、喜悦和幸福就会长久地属于这个家庭。

中医最大的智慧在养生防病上，所以有"上工治未病，下工治已病"这句话。在中医的多种疗法里，艾灸几千年来都是被历代医家和养生家广泛用于防病保健、治病救人的方法。古代民间流传有"家有三年艾，郎中不用来""家中常备艾，老少无疾患"这样的谚语，还有"药之不到，针之不及，必须灸之""小儿每月灸身柱、天枢可保无病"这样的医者语录。艾灸在医生手里可以治疗内外妇儿各种疾病，在愿意相信和勤于实践的人手里可以治愈困扰自己或者家人多年的慢性病，它的安全、高效使得很多被它治愈的人都变成了义务的艾灸传播者和推广人。

艾灸是一份温暖的治愈能量，可以平衡身体的阴阳，可以培补五脏的气血，蕴藏着太阳一样温暖、光明、洁净的德行。我在运用中医养生智慧让自己和家人越来越好的时候，以及帮助孩子们用暖暖的艾火调理的时候，常常能感受到艾草所具有的强大的疗愈能量和中医先辈对我们的拳拳爱心。愿更多追寻健康的人和渴望走上中医养生之道的人，能够早日连接到这份爱的能量和智慧，愿更多的孩子在爱和温暖的陪伴中茁壮成长。

王继娟

致谢

首先，感谢我自己。

我在小儿艾灸保健领域，十年来尽心尽力地学习中医理论与临床实践，才有了这一本可以分享给大家的书。希望这本书可以帮助更多亲近中医和自然疗法的爸爸妈妈，了解和学习中医保健育儿的一些观点和方法，助力大家轻松养育健康宝贝。我第一次写书，它不完美，但它真实记录着我十年来临床实践的一点点收获，也是我五年来做讲座分享给学员们的心得，现在它出版了，也许会有一些地方令人不满意，我选择放下对它的担心，期待自己下一次做得更好。小儿艾灸保健这个事业，就像我的另一个孩子，从无人问津走到今天，越来越茁壮，也越来越被更多从事儿科保健工作的专业人员和家庭所认识。我欣赏自己和我的同路人以及给予资金支持的股东，大家一起默默无闻耕耘多年，也欣慰这份为生病的孩子带来舒适、轻松、高效治愈的中医外治法能逐渐被大众所接受。

感谢我的家人，在这十年里对我的爱、支持和滋养。特别是我的女儿，她来到我的生命中，激发了我想要成为更好的自己，让我看到了自己的责任和要走的路——支持更多妈妈和孩子的中医保健养生事业。虽然我把许多陪伴她的时间用在了事业上，用在了陪伴更多宝贝上，但是她和我都知道，我对她的爱从未减少，并且把这份爱扩展给了更多的家庭和孩子。

感谢我的师爷谢锡亮和老师范长伟、贺林、贺小靖，在你们的鼓励和教导之下，我才能从一个中医外治疗法养生保健的业余爱好者，成为临床为他人疗愈各种病痛的专业从业人员，最可贵的是，你们"医者父母心"的榜样，让我在从事这份爱与治愈的路上一直有信心、勇气和力量。

感谢亦师亦友的董玲老师，四年来我们相遇、相惜、相知。在教学和管理的百忙之中，在陪伴孩子和照顾自己的宝贵时间中，拨冗通读我文句粗糙的稿子，用懂得和爱写出这样好的推荐序。

感谢我的同事孙红老师和摄影任亦欢老师，是你们提供的专业帮助，才让这本书得以早日面市。

感谢本书的小模特三月，拍照时你只有一岁四个月，但你的配合和自在、舒展、活泼使得照片满溢着健康与活力，也让这本书充满了快乐和喜悦的力量。

感谢机械工业出版社的编辑和相关工作人员，你们为这本书的策划、编辑、设计以及校对、付型，付出了大量的耐心和努力，没有你们就不会有这本书。

感谢十年来走进我们养生馆的每一位客人，你们感受到了艾灸疗法的魅力，分享给家人和朋友，并且带他们来调理，这份信任、连接和爱的传递，让我在这个行业里每一天都收获着感动和美好。

感谢孙瑞雪教育机构、妈妈公社、上医网和其他幼儿园及培训机构，给予我们合作和推广小儿艾灸家庭保健的机会和帮助。

感谢那些我可能永远也见不到面的购买此书、实践此书方法、分享此书的读者，你们贡献的金钱和爱心，将会被更好地使用到推广中医育儿的事业中，令更多的孩子亲近和体验这种安全、温暖、舒适和轻松的治愈方式。

王继娟

目 录

第六章
艾妈妈小儿艾灸
调理案例 / 155

附 录
节录历代名医典籍中
的小儿艾灸方 / 173

第一章

小儿中医艾灸保健探源

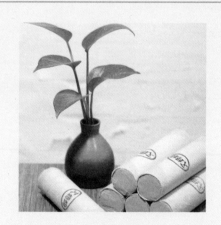

唐·孙思邈《千金方》：治小儿遗尿方：灸脐下一寸半，随年壮。又灸大敦三壮，亦治尿血。

五月五，是端阳

粽子香，香厨房

插艾叶，带香囊

艾叶香，香满堂

吃粽子，撒白糖

桃枝插在大门上

龙舟下水喜洋洋

出门一望麦儿黄

——民谣

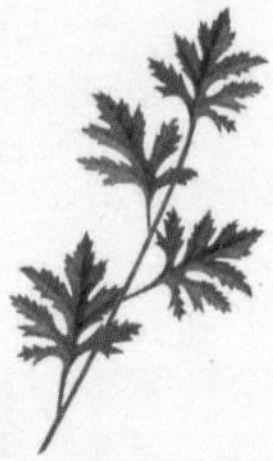

　　艾草，自古以来，便与我们中国人的生活有着千丝万缕的联系，它是我们祖先认识和使用最早的植物之一。三千年来，它是历代医家、养生家非常喜欢和重视的药食两用的植物，它还是古老的艾灸疗法的重要原料。古代民间有"家有三年艾，郎中不用来"的谚语。有人甚至说，它为我们中华民族的生存和繁衍提供了动力和保障。

　　这样一株遍地都生长的普通小草，从春天的山林溪畔、田间地头，怎么就成了我们生活中这么重要的药草呢？让我们来了解和亲近一下它吧。

一、一株亲爱的小草

　　在我国，一些地方的人在端午节这天，清早起来就去采摘新鲜的艾叶和菖蒲，用红绳系好，待打扫庭院后，把它们悬挂到门窗上以避邪驱病。这个习俗已经有

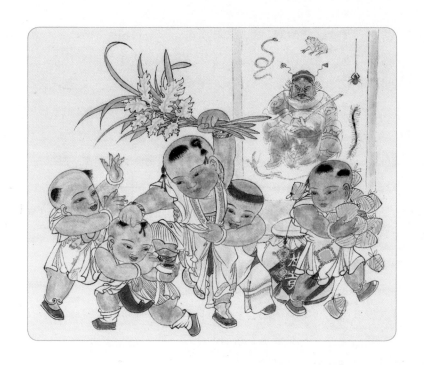

两千多年的历史了。在这一天，古代人还会用菖蒲、艾叶、榴花、蒜头、龙船花制成花环、佩饰，美丽芬芳，妇人争相佩戴，用以驱瘴气。

在唐宋时期，无论帝王还是百姓之家，小孩出生三天都要邀请亲朋好友为婴儿祝福，用端午节当天采的艾草给小宝宝举行沐浴仪式，被称为"洗三"。据说，这样做一是可以洗掉婴儿"前世"带来的污垢晦气，祈福平安。二是可以用艾草的药性防蚊虫，除恶气。进入现代社会，"洗三"的仪式还在一些地区流行着，伟大的医学家李时珍的故乡湖北蕲春县就一直保有这个习俗，在婴儿出生后第三天就给其洗一个艾水澡，并将少许艾绒敷在孩子的囟门和肚脐上，用来预防感冒、鼻塞、尿布疹和防止感染其他疾病。在湖北、四川和福建等地也有产妇在产后三天和满月时，都要进行一次艾汤沐浴，用来消毒杀菌，温行气血，预防妇科疾病和产后虚弱。

作为一个盛产美食的国度，我国各地还有一些吃艾叶的习俗。在我国南方，人们习惯将清明前后鲜嫩的艾草和糯米粉和在一起，包上花生、芝麻及白糖等馅料蒸熟做成青团，软糯可口又清香美味，是春天里的时令美食。北方人则习惯用新鲜的艾叶洗净拌上面粉蒸熟，蘸上芝麻酱做好的小料，滋味也是非常清香可口。鲜嫩的艾叶可以从三月吃到五月，这真是上天赐予春天美好的清香味道。

在我儿时记忆中的西北老家里，每当夏天傍晚蚊虫纷飞的时候，奶奶总会拿出一段上一年端午节采的艾叶，编成绳子，点着后挂在门口的土墙上，淡淡的烟雾，淡淡的清香，既驱蚊，又避邪。当我被蚊子咬的身上起小疙瘩时，奶奶会用晒干的艾叶煮的水给我擦洗，被温暖的艾叶水浸洗后，一觉醒来，病痛全部消失。三月艾草刚刚长过脚面的时候，妈妈会让我在放学的路上采些艾叶，洗干净后拌上面粉，蒸了当晚饭，一家人吃得不亦乐乎。现在，每当我想起这些儿时的乡间往事心里总是会有些欢喜，有些温暖。这是记忆中伴着淡淡艾叶清香的奶奶的味道，妈妈的味道。

艾草，就是这样轻轻地行走在我们的日子里，从古到今。"端午时节草萋萋，野艾茸茸淡着衣，无意争颜呈媚态，芳名自有庶民知"，这是我国古代诗人对艾草的真情描写。通过这一株平凡而亲切的小草，我们感受着天空、太阳、大地、雨水、清风、先辈和母亲对我们的爱。

二、一株常用的医草

"彼采艾兮，一日不见，如三岁兮"。这是我国古老的诗歌总集《诗经》里面的诗句，描写了一对在采集艾草中相恋的人，真切质朴、情意绵绵的思念。

恋爱的事情我们不用好奇，我们好奇这个姑娘采集艾草来做什么呢？我们可以从西汉毛亨《诗经训诂传》注释的"艾所以疗疾"中找到答案。据考证，姑娘采艾是用于灸治疾病。治病疗疾，这才是这棵小草最主要的作用。

艾在古代被称为"冰台""医草""灸草""香艾"，至少在春秋战国时期，我们的祖先就开始使用艾草灸治疾病。《庄子》中有"越人熏之以艾"，《孟子》中有"七年之病，求三年之艾"。我国现存的第一部方书，战国时期的《五十二病方》中就记载了艾叶的疗效与用法。《庄子》中记载"丘所谓无病而自灸"，由此可见，艾草在当时已经成为常用的治病药物。

明代著名的医药学家李时珍和他的父亲李言闻对艾草都非常钟爱。李言闻专门为艾叶立传，他在《蕲艾传》中称赞艾叶"产于山阴，采于端午，治病灸疾，功非小补"。

李时珍在《本草纲目》中说："艾叶生则微苦太辛，熟则微辛太苦，生温熟热，纯阳也。可以取太阳真火，可以回垂绝元阳。服之则走三阴，而逐一切寒湿，转肃杀之气为融和。灸之则透诸经，而治百种病邪，起沉疴之人为康泰，其功亦大矣。老人丹田气弱，脐腹畏冷，以熟艾入布袋兜其脐腹，妙不可言。寒湿脚气人宜以此夹入袜内。"

艾草在众多的中草药中极为特殊，它既可内服又可外用。历代医家总结艾草内服具有理气血、逐寒湿、温经止血、止痛、安胎、温胃、止痢，外用除湿止痒的功效，它被古人称为"百草之王"。现代医学临床上主要用艾草治疗吐血、衄血、咯血、便血、崩漏、妊娠下血、胎动不安、月经不调、痛经、心腹冷痛、泄泻久痢、带下、过敏性休克、咳喘、痰多、湿疹、痈疡、疥癣等。内服以治疗妇科疾患为主，外用以灸治疾病为主。

艾草还是一味安胎药，李时珍在《本草纲目》中说："艾以叶入药，味苦，无毒。理气血，逐寒湿，止血安胎。"女性朋友在中医师的指导下将艾草与他药配伍口服可以治疗宫寒不孕、月经量大、妊娠期出血等症状。孕育生命，女子需要宫胞温暖，才能为受精卵着床、胎儿正常发育生长提供环境。清代妇科名家傅青主将女子宫寒比喻为"冰寒之地，不生草木"，所以，想要生一个健康宝宝，女子要提前用艾叶这样一味安全的药来暖胞宫、温脐腹、调经血。

那位从《诗经》中款款走来的采艾姑娘，她踏着清晨的露水，走在无限的春光里，生活得淳朴而自然。今天，生活在都市中的女子，远离山林、平原、溪水，远离大地母亲的怀抱，像男人一样为生活奔波，消耗了恬静、温柔、内敛的女性能量，很多女子手脚冰凉，脏腑湿寒，丹田气弱，想要孕育一个健康的宝宝变得很艰难。

数千年来，这株医草用它的芬芳，用它的天赋之爱，润泽着我们现代人干涸的情怀。愿大家不要忘记这味重要的"女人草"，愿更多的女子能手执香艾，闻一缕淡淡的艾香，为自己找回生命本真的能量。

三、一种神奇的艾灸疗法

当新鲜的艾叶被采摘后，经过反复晾晒、杵碎、筛选，除去杂质和粗梗之后，化身为土黄色的像棉花一样柔软的细艾绒，才能去完成其此生最重要的使命——灸疗。古人认为艾草是纯阳之草，它燃烧所产生的热能对人的身体有温补益气、祛除寒湿、回阳固脱、行气活血等神奇的效果。

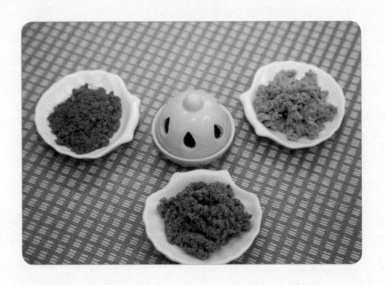

艾灸疗法就是通过点燃的艾草，把艾草的药力和热力通过经络穴位带到人体的病痛之处，达到祛除病邪的方法。《黄帝内经》认为，艾灸是从北方产生的，因为北方气候寒冷，人们游牧生活，居住在野外，吃牛羊乳汁，因此内脏受寒，容易生胀满的疾病，治疗这种病，适合用艾火灸灼。

艾灸是古人用火来治病防病的一种方法。它被很多医家和养生家所钟爱，因为它既可以用来治病又可以用来强身健体。古代医家认为，艾灸能通十二经气血，能回垂绝元阳，各个朝代都有一些医学大家，虽然精通方药和针法，在实际治疗中，却偏爱灸法。

东汉时期，被誉为神医的华佗，给患者治疗疾病时就多采用灸法。他一般选用一两个穴位，每个穴位灸七八个艾炷，很多病人就获得痊愈。

晋代养生家、医家葛洪的妻子鲍姑，更擅用灸法，她是我国历史上第一位载入史册的女灸法家。她曾用广东罗浮山上采来的红脚艾为人灸治脸上的疣瘤，"每赘疣，灸之一炷，当即愈。不独愈病，且兼获美艳。"鲍姑一生在广东采药，为当地百姓灸治疾病，鲍姑死后，岭南的人们为了纪念她对医学事业的重大贡献，在越秀山下三元宫内修建了鲍姑祠来纪念她。葛洪也许深受她的影响，在他的著作《肘后备急方》中，共录有针灸医方109条，其中99条为灸方。他们夫妻为中医做出的贡献，直到现在都在影响着那些用心精微的人。2016年，我国第一位获得诺贝尔医学奖的科学家屠呦呦，在瑞典诺尔奖颁奖典礼上发表获奖感言时说："我还要感谢一位中国科学家——东晋时期有名的医生葛洪先生，他是世界预防医学的先导者……当年，每每遇到研究困境时，我就一遍又一遍温习中医古籍，正是葛洪《肘后备急方》有关'青蒿一握，以水二升渍，绞取汁，尽服之'的截疟记载，给了我灵感和启发，使我联想到提取过程可能需要避免高温，由此改用低沸点溶剂的提取方法，并最终突破了科研瓶颈。"

唐代医圣孙思邈幼时多病，到了中年开始用灸法健身，常"艾火遍身烧"，到了93岁仍"视听不衰，神采甚茂"，甚至年岁过百还能精力充沛地著书立说，书写了震古烁今的医学名著《千金翼方》30卷。他非常重视灸法，他说："凡人居家及远行，随身常有熟艾一升。"意思是说，要随身带些精制的艾绒，方便随时防病和养生保健。他还说："学者不得专恃于针及汤药等，望病毕差。既不苦灸，安能拔本塞源，是以虽丰药饵，诸疗之要在火艾为良。"明确地肯定了灸法治疗疾病的巨大作用。

在灸法的历代传承里，像华佗、鲍姑、孙思邈这样重视灸法，喜爱灸法的医学家还有很多，唐、宋、元、明、清和近代都有。在唐宋时期，灸法非常流行，当时民间还有专门的灸师，为人施灸治病。唐代大诗人韩愈在《遣疟鬼》这首诗中写道："灸师施艾炷，酷若猎火围"。宋代画家李唐有一幅名画《宋代艾灸图》，画中描绘了一位医生为人施灸的情景，这幅画现在还保存在台北故宫博物院。唐宋时期，在民间则流传着"若要安，三里常不干""家有三年艾，郎中不用来"

这样的谚语（注："三里"指足三里穴）。

　　我们从 2009 年开始推广小儿艾灸家庭保健到现在，调理了很多虚弱儿童，一些患有严重的湿疹、疳积、鼻炎、哮喘的儿童，都在坚持艾灸半年到两年的过程中得到痊愈。每一天，我们的灸馆里都充满了孩子的欢声笑语，我们在日复一日的工作中，深切感受着古老的艾灸疗法平凡而又神奇的魅力。

四、艾叶是古代防瘟疫的功臣

　　艾叶烟熏是一种简便易行的防疫法，用这种方法预防瘟疫在我国已经有几千年的历史。古代人发现燃烧艾叶产生的艾烟可以消灭空气中一些肉眼看不见的病气，现代医学研究发现这些病气就是一些流行性的细菌和病毒。

　　古时候，每当季节交替之时，天气变化剧烈，往往是人体特别容易患病的时候，也是瘟疫流行的时候，一个部落或者村庄，常有很多人因感染瘟疫而死亡，人们往往认为是中了邪气。但人们发现，在每次灾祸发生时总是有一些人能安然无恙。他们历经无数次的反复观察，

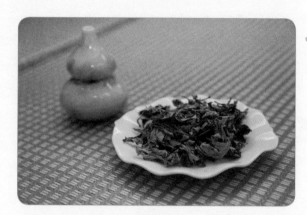

干艾叶

终于发现悬挂艾叶和熏艾烟是可以免受邪气侵害的，慢慢就有了"艾叶辟邪"的认识。后来各地的人们也有了在春夏之交采摘艾叶悬挂于自家房屋墙上或门窗之上的做法，直到结合道家的文化，逐渐形成了在每年的五月五日悬挂艾叶的习俗。最早是在春秋战国时期的楚国，也就是现在的湖南、湖北一带流行开来，到唐宋时期，就有了在端午节"悬艾叶、带艾虎、食艾糕、饮艾酒、熏艾烟、洗艾澡"的多种用艾习俗了。

或许是上天的眷顾，每一种因地域而产生的流行性疾病，在当地往往能找到克制它的药物，艾草就是古代人们使用的医治当地瘟疫的天然良药。古代人们在年复一年的生产劳动中发现，不同的年份，各种农作物的收成是不一样的，不同年份，人们患的流行疾病也是不同的。比如在艾草的丰收年，常常会发生重大的疫情。在北魏贾思勰写的《齐民要术》中记载黄帝问巫医师旷："吾欲占岁苦乐善恶，可知否？师旷对曰：岁欲病，病草先生，病草者，艾也。"

关于艾灸治疗瘟疫，古代的医籍中有几处记载。葛洪《肘后备急方》中治瘴气疫疠瘟毒诸方"断温病，令人不相染著，密以艾灸病人床四角各一壮"。孙思邈《备急千金要方》中也记载了去南方的吴、蜀之地，在身上常常用艾施灸，可以预防传染上瘟疫、毒气等疾病。

《艾叶》一书的作者、广州中医药大学梅全喜教授研究认为，艾叶对我国古代预防传染病的大面积传播起到了很好的作用，他还认为在欧洲导致超过百万甚至千万人死亡的各种瘟疫（包括流感等）大流行，却在中国没有流行起来，和我国民间广泛流行的端午节挂艾叶、熏艾烟、洗艾澡的习俗有很大的相关性。

在医院用艾烟进行室内空气消毒，可以减少医源性细菌的传播，控制院内交叉感染。可以代替大多数杀菌力较强、毒副作用也强的化学灭菌剂。尤其在新生儿病室，使用化学消毒剂受到一定的限制。对医院儿科病室用艾叶烟熏可以对室内空气消毒，效果理想。家庭消毒杀菌一般以艾叶每月烟熏 1~2 次，在冬季及流感流行季节，每周烟熏 1~2 次，能使各种常见致病菌、病毒及真菌的数量显著减少，从而有效预防各种流行性呼吸道传染病的发生。

现代人聚集在城市里，加上交通极其方便，人群的流动也为传染病的快速爆发提供了便利，所以预防瘟疫，依然是大众要学习的重要知识。

今天的我们，一方面要继承和发扬古代艾灸保健治病的传统和端午节文化，让更多的民众懂艾、用艾；另一方面要更加深入地研究艾叶，让它为保障广大人民群众的身体健康发挥它应有的作用。

五、源远流长的小儿艾灸保健文化

孩子健康成长永远是父母心中最大的愿望。小儿脏腑柔嫩，免疫系统脆弱，很容易受内外各种致病因素的影响而感染疾病。所以小儿保健历来受到人们的高度重视。其中艾灸一直是小儿保健和治疗疾病的重要方法之一，历代的医学文献中多有记载。

灸法起源于远古。战国、秦汉时期是中国传统医学理论的奠基时期，产生了《黄帝内经》《难经》等重要著作，其中都有对艾灸的介绍。《黄帝内经》一书中还记载了灸疗的起源和各种灸法及其治疗各种病症的知识。

《华佗神方》相传是东汉末年伟大的医学家华佗所著，书里记载了小儿脐风的艾灸治疗方法。"本症发生，必在儿生七日之内，其候面赤喘哑，脐上起青筋一条，自脐而上冲心口。宜乘其未达心口时，急以艾绒在此筋头上烧之，此筋即缩下寸许，再以缩下之筋上烧之，则其筋自消，而疾亦告痊。"

从魏晋到唐代、宋代，灸法得到迅速的发展，出现了大量的灸法专著，很多书里都有了小儿灸法的记载。

唐代医圣孙思邈用几十年心血写成《备急千金要方》，这本书内容广博，对唐代以前的医药资料进行了整理汇总，是唐代医药学中最重要的一本临床百科全书。书中非常重视儿科，记载了用于小儿的灸法40例，涉及治疗小儿惊痫、瘟虐、囟门下陷、脱肛、尿血、疥湿疮、四五岁不语等十几种疾病。书中还提到了小儿脐风的预防灸法："河洛关中土地多寒，儿喜病痉，其生儿三日多逆，灸以防之。"这是最早用灸法保健预防小儿疾病的记载。

唐代王焘的灸法专著《外台秘要》有许多儿科的内容，书中认为灸法简便易行，小儿容易接受，同时书中转录了《备急千金要方》中小儿痫病的诊断和治疗，认为出现痫病等重症，汤药的效果不如灸法，此时要抓住时机急救。书中还对新生儿的灸量做了规定"凡新生儿七日以上，周岁以还，不过七壮，炷如雀屎大"。

北宋时期灸法被广泛应用，当时北宋医官吴复珪精选各家灸治小儿的病方，编成《小儿明堂灸经》一卷，对宋代以后小儿病的治疗产生了十分深远的影响。书中记载了临床验证神奇有效的七十几个穴位和各种小儿疾病的灸治方法，并附有 40 余幅腧穴图。这一本书被目前研究认为是最早的小儿科疾病灸法的专辑，内容丰富翔实，对现在的儿科临床依然有一定的指导作用。书中记载"小儿疳眼，灸合谷二穴，

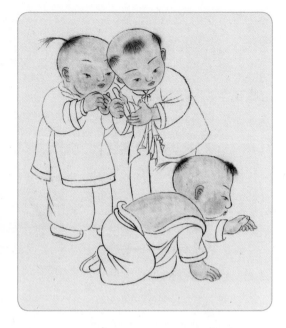

各一壮""小儿热毒风盛，眼睛疼痛，灸手中指本节头，三壮，名拳尖也。炷如小麦大"等。

南宋太医窦材家里四代都是医生，窦材医术高超，被称为"扁鹊再生"，他将自己四十年的医术心得辑录成《扁鹊心书》。他治病非常重视用灸法，认为"医之治病用灸，如做饭需薪""保命之法，灼艾第一"。他重视人体的阳气，认为医生治病要以"保扶阳气"为根本，尤其重视对脾肾阳气（脾为后天之本，肾为先天之本）的保护。他的扶阳固本思想在今天的临床中也非常有指导意义。现代人喜好凉食冷饮最伤脾阳，夏季吹空调睡觉易伤肾阳，而小儿皮肤细嫩，五脏薄弱，稚阴稚阳之体最容易被寒邪所伤，所以治疗小儿病也要重视保护他们的脾肾阳气，以免伤害其先天和后天之根本。

南宋针灸家王执中在《针灸资生经》中对艾灸治疗小儿疾病的记载也非常详细，如"小儿水气，四肢尽肿及腹大，灸水分三壮"，书里还详细记载了小儿脐肿、龟胸、眼病、舌病、牙龈病、流鼻血、头痛、咽喉病等疾病的灸治方法。

从元代、明代到清代，灸法非常发达，当时的很多名医在他们的著作中都记载了小儿疾病使用艾灸治疗的方法，可见在当时儿科使用艾灸是很普遍的。元代

名医罗天益的《卫生宝鉴》、明代名医李梴的《医学入门》、明末名医张介宾的《类经图翼》、明代针灸专著《针灸聚英》、清代医家吴亦鼎的《神灸经纶》、清代的儿科专著《原幼心书》《幼幼集成》《厘正按摩要术》全都有灸法治疗各种疾病的记载。

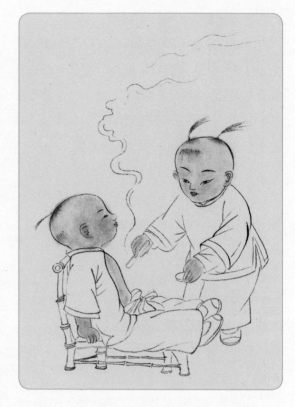

灸法从唐代传到日本后，受到朝廷和百姓的重视，传承一直没有断代。民国期间，著名针灸大师承淡安先生专程到日本考察，他目睹日本人在儿童时就普遍灸身柱穴，以促进大脑发育和健全小儿神经系统。

他还在日本公共浴室中看到多数日本人身上都有艾灸疤痕，感叹日本得益于灸法的人群之广泛。用艾灸进行预防保健、延年益寿一直是古代日本民间一年中的一件大事。一般人普遍实行养生灸。无论男女一生中都必须灸治4次，儿童期灸身柱穴，十七八岁灸风门穴，二十四五岁灸三阴交穴，三十岁以后灸足三里穴。

近代对儿童艾灸保健有影响的是日本针灸名家代田文志，他曾于1938年在长野县40多所国民学校为身体虚弱，容易感冒，患有贫血、遗尿、消化不良的小学生集体施灸身柱穴，连灸了1个月后，被灸学生的食欲、体重都明显增加，学习成绩也普遍提高。续灸半年后，一些营养不良、体弱多病的学生大都痊愈。此事曾在日本引起轰动，其他许多地方的中小学校都效法施行。代田文志先生说："灸过身柱穴之后，不伤风了，食欲增加了，发育也好了，总之，健康状况改善了。所以，虚弱儿童的家长，应该格外注意长期给孩子灸身柱。身柱穴是学龄儿童施灸的重要穴位，对于成年人也是必要的灸穴，是保健上不可缺少的。"身柱穴被日本医学界誉为"小儿百病之灸点"。

我国当代灸法家谢锡亮也非常提倡给孩子实施身柱保健灸，他说："由于身柱灸对于小儿各病都有明显疗效，所以是保证小儿健康成长的重要措施，应该成为妇幼保健工作的重要内容和一般家庭常识，应大力推广。"2009 年，我跟随恩师范长伟去山西侯马给师爷谢老祝寿，85 岁的老人家已经推广、传播灸法 30 多年，他鼓励我说："艾灸疗法非常安全，

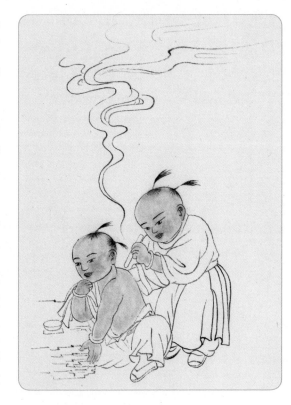

在妇女和儿童保健上大有可为，你一定要坚持去做。"

随着我国经济的高速发展，快节奏的城市生活使得人们身心能量透支，亚健康人群逐年增多。重视健康成为我国大部分人的共识，中医绿色养生理念又开始回归大众的视线。艾灸这一古老的疗法在沉寂多年后终于又兴盛了起来。

从 2012 年开始，我们在北京、上海、杭州、苏州、广州等地举办了很多次讲座，让很多妈妈了解到艾灸的家庭保健功效。她们有一些是因为孩子的身体从小就虚弱，动辄发烧、咳嗽、腹泻等，跑医院成了家常便饭，辗转几年，孩子依然是症状不断，全家人的身心都跟着孩子紧张劳累。当她们了解到艾灸后，慢慢地开始在家里给孩子施灸，不用打针，不用吃药，生病的症状连续施灸三五次就没有了，而且孩子的食欲和睡眠都比没做保健灸前好了很多，自己也信心大增，从学习艾灸走上了系统学习中医养生文化的道路。还有一些妈妈是因为孩子得了类似脑瘫、

自闭症、耳聋、重度疳积、重度牛皮癣、重度湿疹等很难医治的病，为了给孩子治病快要倾家荡产了，孩子也在奔波就医的过程中劳累疲惫。自从这些妈妈认识了艾灸的好处，开始天天给孩子施灸，孩子的身体越来越好，她们自己也在给孩子施灸的过程中收获了内心的安宁和放松，家庭的经济负担也减轻了。

古代谚语说"家有三年艾，郎中不用来"，的确真实不虚啊。

第二章

用艾灸养育
一个阳气充足的宝宝

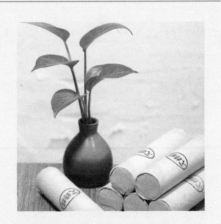

宋·窦材《扁鹊心书》：

小儿吐泻，脉沉细，手足冷者，

灸脐下一百五十壮。

中医是我们伟大的祖先在天人合一的世界观和阴阳五行的方法论上建立起来的自然疗法。关于生命的诞生，《素问·宝命全形论》上说："人以天地之气生，四时之法成。""人以天地之气生"，是说人类生命依赖天与地的能量。地球上有我们需要的水和氧气还有一切的能源，而太阳是地球上几乎所有生命能量的来源，有了太阳，才有光和热，人类才能维持生命。而古人采集艾叶用艾火来治疗疾病，就是用艾火燃烧产生像太阳一样的温暖之气来补充人体的阳气。

丰富的临床实践，使我发现艾灸是调理现代小儿疾病特别有效的方法，孩子越小效果越显著，这使我对古代发明灸法治病的祖先充满了敬仰和信任。临床实践多了，古代的医书读多了，才明白古人发明温暖的灸法，用点燃的艾草来调治疾病，是因为艾灸可以补充人体的"阳气"，而这个阳气是人体健康的关键。

《黄帝内经》上有两句非常重要的话，一是说"阳气者，若天与日，失其所，则折寿而不彰"，意思是人体的阳气就像太阳一样，太阳不能正常运行，万物就不能生存，人体的阳气不能正常运行，人就会缩短寿命而不能生长壮大。二是说"阳化气，阴成形"，意思是"阳化为无形的能量，阴积淀成为有形的物质"，人的身体就是阴，是有形的躯壳，但这个躯壳自身是不能运动变化、没有生机的，能够推动身体机能运动的就是阳，而这个阳就像阳光一样，像火一样，是动力，是能量。有了这个能量，人体才有生机，眼睛才能看，耳朵才能听，大脑才能思考，脾胃才能运化，饮食才能化为气血，身体才能温暖……明代大医张介宾说得更好理解，他说："凡通体之温者阳气也，一生之活者阳气也，五官五脏之神明不测者阳气也。"说的是阳气是人一身的温暖之气，没有阳，人体就不能活命，五脏五官也就失去了作用。

中医认为阳气在人体中主要有三个作用：一要抵御外邪，二要温养全身脏腑和组织器官，三要气化推动身体的新陈代谢。健康的人体就是阳气在全身周流，温暖全身，通过升降出入的运动来调节人体，使人的整体不受侵犯，这就是"正气存内，邪不可干"。如果人体阳气充足就不受疾病的入侵；如果人体阳气不足或虚弱，就容易生病；而如果阳气耗尽，人就会死亡。"阳强则寿，阳衰则夭"，所以，养生必须养阳气。

养育一个健康的宝宝就是养一个阳气充足的宝宝。生命在诞生之初，父母的心肾阳气充足，才能保障孩子先天精气神的正常发育。先天阳气缺少的宝宝，严重的一般是发育迟缓，头发焦黄，智力障碍，某些脏器发育不全；比较多见的是容易感冒，畏寒怕冷，面色青黄晦黯，缺少活力。古人和今人都特别重视生儿育女这件事，现代遗传学也证明了父母的精气是宝宝的先天之本，父母身体都很好，所生育的孩子将来身体也会比较好，免疫力也比较强，不容易得病。所以如果打算生育孩子，一定要先把夫妻双方的身体都调养好，戒断不良嗜好，在十月怀胎的过程中调和情志、节制欲望、举止合规、行为良善，给孩子一个阳气比较充足的先天环境。

中医认为出生没多久的宝宝脏腑娇嫩，是形气未充的稚阴稚阳之体，五脏六腑、筋骨皮毛都处于稚嫩的状态，脏腑的功能也没有发育完善，一切都在生长变化的动态过程中。等到恒牙生出来后，他们的身体才能达到"阴气足而阳气充"的状态。一个小宝宝长成大人，除了需要父母提供的先天阳气之外，还需要从天地自然和饮食中获取后天阳气，一点一点地充实滋养起来，所以小宝宝要多晒太阳，在阳光灿烂的日子里尽情嬉戏于大自然中，从太阳中获得天的阳气；要吃长在地上的五谷杂粮、蔬菜瓜果，获得大地的阳气；生病了更要放慢节奏，充分休养，补充身体受损的阳气。

一、孩子不同阶段的养生及注意事项

中医养生有一个重要的原则就是"春夏养阳，秋冬养阴"。儿童期就是人类的春天，是我们身体比较关键的时期，是为今后的体质发展奠定基础的时期，此时就要重视养护小儿的阳气。这一时期，孩子的机体无论是在生理、形体、病理还是在传变、辨证治疗上都有其自身的特点而与成人有所不同，年龄越小特点越显著，所以我们不能简单地把小孩子看成是成人的缩影。父母是孩子最好的医生，小孩的饮食、穿衣、生活起居习惯、情绪状态等全依赖父母。中医儿科临床注重养调结合，无论是调病症还是调体质，父母能做的都是要把重点放在对孩子精气神的养护上。北宋儿科名医陈文中在他的著作《小儿病源方论》中提到："养子若要无病，在乎摄养调和。吃热，吃软，吃少则不病。吃冷，吃硬，吃多，则生病。忍三分寒，吃七分饱，频揉肚，少洗澡。"在我看来，如果按照年龄划分，儿童时期的养生大致分为3个阶段：

（1）胎儿期。这时的孩子依于母体，长于子宫，健康直接受外界和母体的影响。这个阶段的养生主要依赖胎教，各种养生要求都针对母亲，以保证胎儿的正常发育，诸如行动稳重、食饮丰富、精神安定愉快、耳不闻恶声、目不睹恶事、睡眠充足、节制房事等。

（2）婴幼儿时期。这个阶段孩子已离开母体，吃母乳或者奶粉。身体正为稚嫩之时，形气未充，神气未定，易饱、易饥、易惊、易受外邪侵袭，生病则传变迅速，易热、易寒，同时生长发育迅速。所以这个阶段要悉心照顾，全程陪伴，保证他们的各种生理、心理、情感发育需求；多到大自然中适应寒温、多见风日；家庭生活方式要合理饮食，起居有常，不妄作劳，适应孩子发育的节奏；家庭氛围要温暖、和谐，父母对待孩子要慈祥、安和、愉快，使婴幼儿身心发育结实、平和，能量稳定。

（3）学龄时期。这时期孩子身心情志已具备独立意识，养生主要在于自身，但又需要父母的引导和关怀。这段时期的特点是生长迅速，智力、体力大增，是精神与形体变化最显著的时期。养生方面倡导杂食不偏、食饮有节，起居有常，要充分保证其成长发育的营养需要，避免发育迟缓、发育不良等；父母应多鼓励和倾听、欣赏和支持孩子，让孩子多做户外运动，父母带领孩子参加力所能及的家务及对社会有益的文体活动，强健体魄、增长智慧，建立其和谐的自我、他人和社会的三重关系。

针对现代家庭的生活方式，小儿养生有以下八个方面，父母要和孩子一起在生活中留心，让孩子从父母自己对待健康的行为形态、思想智慧中获得对生命的重视和爱护。

① 重视生育，胎养胎教，充实先天

明代徐春甫在《古今医统大全》中提到："古人胎教、胎养之方，最为慎重，所以上古之人多寿多贤良"。根据中医学理论，女人生育孩子的最佳年龄为"三七"至"四七"，是指 21~28 岁，男人为"三八"至"四八"，是指 24~32 岁，此时男人、女人体内肾阳肾阴的能量最旺盛。古代非常重视受孕时天地自然之气和夫妻双方的精气神是否平顺，这个部分我们在临床中发现也非常重要，很多有先天疾患或者出生缺陷的孩子都和这部分有关系。生养健康聪慧的孩子，首先来自父母清明的生育意识，其次是夫妻各自谨慎细致的孕前生活，男子戒烟、戒酒、戒辛辣、不要劳累，女子戒寒凉饮食、戒七情过度。另外怀孕后准妈妈的情志、起居、饮食等，都会影响孩子的先天体质。元代李鹏飞的《三元延寿参赞书》谈到妊娠期间胚胎及胎儿经脉的发展及孕妇应注意的事项，可做参考：

（妊娠）一月，足厥阴肝养血，不可纵欲，疲极筋力，冒触邪风。

（妊娠）二月，足少阳胆合于肝，不可惊动。

（妊娠）三月，手心主右肾养精，不可纵欲悲哀，触冒寒冷。

（妊娠）四月，手少阳三焦合肾，不可劳役。

（妊娠）五月，足太阴脾养肉，不可妄思、饥饿，触冒卑湿。

（妊娠）六月，足阳明胃合脾，不得杂食。

（妊娠）七月，手太阴肺养皮毛，不可忧郁、叫呼。

（妊娠）八月，手阳明太阳合肺以养气，勿食燥物。

（妊娠）九月，足少阴肾养骨，不可怀恐、房劳。

（妊娠）十月，足太阳膀胱合肾，以太阳为诸阳主气，使儿脉缕皆成，六腑调畅，与母分气，神气各全，俟时而生。

② 按时作息，早睡早起，养护肾阳

中医认为最佳的睡眠时间为"亥、子、丑"3 个时辰，就是从晚上 21:00 到凌晨 3:00，这 6 个小时相当于一年中的冬季，冬主收藏，对生命来说就是归根。

"归根"是生命维持并且健康的保障，对常人来说"归根"最主要的方式就是睡眠。对孩子来说，肾阳是孩子生长发育的根本，这个时间睡觉，阳气回到肾中，肾阳得到补充才可以生骨长髓。早上阳气生发，5:00 到 7:00 是大肠经当令的时间，此时阳气在上化为清气养五官五窍，在下推动脏腑运化排出浊气，这个过程是"清气出上窍，浊阴出下窍"，肺主清气的输布，大肠主浊物的排出。人体要在 5:00 早起活动肢体，让阳气推陈出新，不然清气不升则阳气郁而化为虚火，导致中上焦火气淤滞；浊气不降则化为浊酸腐蚀肝肾，导致下焦阳气受损。

③ 温暖饮食，家常便饭，远离寒凉

现代很多家庭受西方营养学的影响喜欢吃生冷水果，加上冰箱的普及，父母吃凉食，喝冷饮，孩子也如此喂养，这些都会严重损害小儿稚嫩的脾胃阳气。尤其在夏季，人体阳气外散，胃肠反而是一片虚寒状态，冷饮凉食导致脾阳受损，孩子会出现腹痛、腹泻、乏力等症状。小儿脏气清灵，脾胃薄弱，适合清淡的家常便饭。如果孩子经常随父母外出就餐，甜腻厚味，辛辣鲜咸不加节制，如此饮食导致身体无法运化，就会痰湿内生。湿为阴邪，且重着黏滞，瘀滞在脾胃和肠道中阻碍阳气的运行，使得中焦阳郁阳虚，阳气不能升达和输布，不能发挥卫外和气化的功能，日久会产生慢性便秘、慢性咳嗽、哮喘、疳积、鼻炎、过敏等病象。

④ 远离空调冷风，避免夏月伤寒

《黄帝内经》中提到"虚邪贼风，避之有时""圣人避风如避矢石"，认为风邪为百病之长。因为风邪侵犯会导致体表阳气虚损，接着其他邪气就可以乘虚而入，尤其是寒气对人体的伤害最大。寒邪属水能灭火，最伤人体阳气。冬季外界寒风凛凛、水冰地坼，但人体毛孔收紧加上厚衣棉裤，风寒邪气并不容易侵犯人体，而夏季阳气外散、毛孔开泄，等同于门户大开，这时如果一直吹电扇或待在空调房，风寒邪气就会直接侵入人体肌肤、筋脉、骨节，如果不及时排出寒气，更会侵犯五脏六腑，导致人体生病。孩子肌肤薄脆、卫气不固，所以夏季吹空调对孩子的伤害尤其厉害，尤其是发烧中的孩子，在出汗后吹空调，极易导致高热

惊厥和急性心肌炎。

⑤ 虚弱儿童，合理运动，避免伤肾

现代人崇尚"生命在于运动"的理念，身体不适或是生病时往往认为是缺乏运动所致，于是开始定时定量、持之以恒地运动，很多人抱持这样的观点，督促体弱的孩子跑步、爬山、游泳，殊不知很多时候因为不懂身体与运动的原理，反而伤害了体弱孩子的健康之本。人体的气血总量在不同情况下是相对恒定的，它有自己的分配规律，按照生存的需要，气血首先要确保脏腑器官的需求，然后才是四肢百骸。脏腑是气血生成和储藏的源头，只有脏腑健康，功能相互协调，才会有足够的气血储存，以供人体日常所用。孩子的脏腑正在生长中，他们的气血首先要供应脏腑进行消化吸收、新陈代谢、免疫防御、神经调节、内分泌激素调节等重要工作。所以，过多的肢体运动会让四肢抢夺有限的脏腑气血。体质健康、气血充足的孩子自然会爱笑爱动、蹦蹦跳跳、爬高蹲低，每天精力充沛；但气血虚弱的孩子，乏力胆怯，声低气弱，长时间运动后气血宣通耗散，导致五脏六腑内部的气血供应更加不足，夜里就会出现生长痛、惊跳、哭叫、烦躁。临床上脾虚瘦弱、慢性哮喘、长期尿床、慢性中耳炎、紫癜、强直性脊柱炎、慢性肾炎的儿童，在运动上一定要做到适当适量，以免伤到孩子的脾肾。孩子像小树一样，要先长树根、树干，再长枝叶。父母们一定要认识到这一点。

⑥ 放慢节奏，尊重规律，顾护神气

日常生活中，老人和儿童因为精力、体力、神气的不足，所以他们的节奏是要放慢的，工作、学习、娱乐、运动的时间都不能安排得太过紧张。现代人生活节奏很快，所以带着孩子也很难慢下来，这种快节奏会导致很多孩子的阳气提前透支，慢慢地影响着精神和生理的发育壮大。《黄帝内经》中提到："阳气者，烦劳则张""阳气者，精则养神，柔则养筋"，人体阳气一日和一年中生、长、化、收、藏，有着特定的节奏和规律，一日之中如果不能顺应阳气的节奏，及时放松身心收藏休息，一方面会导致阳气的亏虚；另一方面，阳气太疲劳导致无力入阴收藏，会造成孩子气血双虚、午后潮热、免疫力低下、入睡困难、失眠，甚

至神经衰弱等。所以，养育孩子，一定要遵循天地日月之道和孩子的生理之道，为人父母不能放任自己的习惯而不尊重规律。

❼ 节制欲望，知足养正，陪伴支持

古人说"万事劳其形，百忧扰其心，有动必有耗，所耗皆是阳"，《老子》告诫我们要少欲知足，要"不尚贤、不贵难得之货、不见可欲"，意思是要减少我们的欲望，从而节省阳气，不让其过早地消亡。《素问·上古天真论》曰："是以志闲而少欲，心安而不惧，形劳而不倦，气从以顺，各从其欲，皆得所愿……所以能年皆得百岁而动作不衰。"现代社会的很多方面都在刺激家长，让他们把养育孩子，陪伴孩子长大，培养孩子心智正常发育的过程变成了让孩子满足大人的荣耀、面子和缓解自己生存焦虑的事儿。孩子的身心发展其实需要的不多，他们本自俱足智慧和能量，但这些要慢慢发展而不能拔苗助长，重要的是父母要觉察自己望子成龙、望女成凤的欲望，激励自己去努力实现自己想要的生活和想成为的人，接纳、尊重孩子自己的生命节奏和规律，爱护、陪伴、支持他们在德、智、体等方面全面发展。

❽ 辨证施治，合理用药，勿伤正气

现在，急需父母注意的一个重要问题就是抗生素、激素和清火药的滥用。抗生素性属寒凉，口服主要损伤脾胃阳气，会导致胃寒、纳差、呕吐、腹痛、腹泻等症状。而静脉用药直接进入血管，还会伤及心阳；激素则使人的肾阳直接外越，看似效果明显，其实是肾阳的透支，损害到孩子的远期健康。有些家长和医生认为孩子为"纯阳之体"，动不动就说孩子"上火"了，不辨体质的虚实，不辨真假寒热，经常给孩子服用清火药、凉茶，一些儿科医生也滥用苦寒清热的中药，导致大量人为的小儿阳虚体质。小儿外感病大部分是风寒引起的，有极少部分是热邪伤阴证，短期清热有效，但久用必伤阳气；而慢性病主要为阳虚证，或者阳虚为主要矛盾。所以，清代名医陈修园提出"宁事温补，勿事寒凉"，当代李可老中医也说："阳虚者十之八九，阴虚者百无一二。"当前滥用清热药的原因一方面为医生的辨证不精，另一方面则是用清热药比较"安全"，误用清热养阴药

产生的副作用具有隐秘性，短期不会被发现，长期使用就会损伤孩子的阳气，导致小病变成大病，生命力暗弱。

二、宋代儿科名医的养子十法

中医能延续千年而不衰，一个很重要的原因就是中医不单单会治病，它更重视养生及调护。北宋儿科名医陈文中医术精湛，医德高尚，擅于调治小儿惊风、痘疹，在他的著作《小儿病源方论》中提出了"养子十法"。宋代以前的医家对于小儿养育方法，从不同方面提出了多种认识，但都不够全面。陈文中在总结前人经验的基础上结合自己的临床实践，充分考虑了小儿生理、病因、病理的特点，从孩子的衣着、乳食、护理用药等方面提出了养子十法，现在对于父母依然非常具有借鉴意义。

1 背要暖

孩子的衣着要适应各个季节及各种活动，既要保暖又不宜穿着过多，在护理小孩子时，尤其要注意其背部的保暖，因为人体背部为诸阳经所运行之处，有许多腧穴都有着重要的生理功能，如肺俞穴若受风寒侵袭，就会损伤肺经，出现咳嗽、喷嚏、流鼻涕、发热、呕吐等感冒症状。所以，如果孩子玩耍时后背出汗多，一定要及时擦去汗液并更换内衣，以防受凉，引发感冒。

2 肚要暖

俗话说，"肚无热肚"。人的腹部是胃肠等消化器官所在地，胃肠的功能是腐熟水谷，消化食物。胃肠温暖才能发挥正常的功能，若受冷则消化腐熟食物的功能受损，容易导致肠鸣、腹痛、腹泻等疾病，也会影响孩子正常的营养吸收及生长发育。

3 足要暖

双足为阳明胃经之所止，足阳明胃经从脚到头，所以俗语："寒从脚下起"。

一旦受寒就容易导致经络不通，影响胃的受纳腐熟功能，也会出现腹泻、恶心、呕吐等症状。若长期脚凉不温，容易导致孩子尿频、尿床等症状。

④ 头要凉

人体头部为 6 条阳经汇聚之处，所以头面部不容易着凉，头若过热，则容易神志昏沉，燥热出汗。但头部是人体最容易受风的地方，因此夏季坐卧要避开风口、穿堂风和空调直吹处，在秋冬及风大的春季给孩子戴的帽子要适宜、透气，以免捂得过热。

⑤ 心胸要凉

前胸部位是人体心脏和肺脏所在区域，血液循环旺盛。中医理论认为，心属火，为阳中之阳，所以在暖气房或睡觉时前胸不宜捂得太厚。

⑥ 勿令见非常之物

因为孩子的脏腑娇嫩，身体的各个器官和情志还没有发育完善，神气未定，容易受到外界惊吓而引起发热及抽搐。所以不要让小儿看到一些恐怖的电视、电影画面，也不要被猫、狗等动物吓到。

⑦ 脾胃要暖

脾胃为后天之本，若脾胃暖，则津液通行，气血流转，小儿脾胃喜温燥而恶湿寒，给小儿用药时要多用温性的药物，少用寒凉的药物。

⑧ 儿啼未定，勿便饮乳

孩子哭闹时特别容易把空气吸入腹内，此时吃奶常会引起腹胀、呕逆、吐奶等不适，因此最好在孩子安静时再喂奶。

⑨ 勿服轻粉、朱砂

轻粉、朱砂都是寒凉的东西，有下痰涎、镇静安神的作用，但其性凉，易伤人体阳气。

10 一周岁之内宜少洗浴

现在生活条件好，洗澡非常方便，但是洗澡过于频繁容易伤及阳气，反而不利于健康。中医认为新生儿如草木之新芽，未经寒暑，娇嫩软弱，容易感受风寒湿热之气，洗澡次数过多，频繁的皮肤开泄，湿热之气乘机入内，蕴蒸脏腑，对身体内外的阳气都有损害。另一方面，过多洗澡会把孩子皮肤表面正常分泌的用来滋润及帮助开合皮肤毛孔的油脂洗掉，反而容易引起小儿皮肤瘙痒、湿疹等问题。

以上就是北宋名医陈文中所提出的"养子十法"，他强调孩子体质特点为脏腑娇嫩，病理上易见阳气不足的症候。《小儿病源方论·养子真诀》认为小儿脏腑娇嫩，发育尚未完善，年龄愈小则阳气愈加相对不足。因此，应当注重调护摄养，使其元气充盛，方能健康长养。

虽然这些观点是一千年之前的古人提出来的，但在今天看来仍然非常有指导意义。我们在临床上也常常嘱咐父母留心小儿的预防保养，实际上民间很多老人在照顾小孩时还遵循着这些良好的育儿方法，年轻的父母们可多向他们请教。如果在生活中多注意的话，孩子就会少生病、身体壮，自己也会更安心，舒心。

三、跟着天地的节奏养孩子

不生病的智慧就是要懂得规律，防患于未然，传统中医就告诉了我们如何养生，如何防病。养育孩子更是要尊重规律，如果每一天的生活都按照这个小生命的发育节奏和天地阴阳四时的规律来进行，就可以预防和减少疾病，生病后也知道如何更快康复。孩子的疾病预防大于治疗，预防得好，孩子就少生病，家长就少烦恼。所以说"好妈妈胜过好医生"，爸爸妈妈是保障孩子身心健康的支撑系统，医生是协助调治孩子生病状态的支持系统，平时父母用心呵护、陪伴孩子可以减少他们得病的概率，父母的养育和医生的调养互相配合才能让孩子少受罪，家长少担心。

我自己是从《黄帝内经》中找到养生规律的，我常常和家人朋友说，"不读《黄帝内经》，就不知道健康之道在哪儿，不读《黄帝内经》就不知道生为中国人有多幸福。"

不久前，我给一位79岁患肺癌的老人家做艾灸，他说："哎，我买了《黄帝内经》放在家里都好多年了，我咋没有好好看呢？我还有《四书五经》，也没有翻，我真是后悔呀！"我跟他说："现在也不晚，古人说'朝闻道，夕死可矣'，与其让最后的生命在恐惧不安中度过，不如把自己的身心交付给学习，交付给实践古代圣贤的智慧之道中。"老人家欣然，说回家就去看。

《黄帝内经·上古天真论》上说："上古之人，其知道者，法于阴阳，和于术数，食饮有节，起居有常，不妄作劳，故能形与神俱，而尽终其天年，度百岁乃去。"是说上古懂得养生之道的人，能够取法于天地阴阳变化之理而加以适应，调和养生，使之达到正确的标准。饮食有所节制，作息有一定的规律，不使身心过度操劳，所以能够形神都旺盛地活到天赋的自然年龄，平安到百年。

《黄帝内经》中提到"阴阳者，天地之道也，万物之纲纪，变化之父母，生杀之本始，神明之府也，治病必求于本"。是说人是天地的孩子，顺应天地阴阳变化是人生命的根本，阴阳变化就是天地之道。人如果想要生命健康长久，首先就要懂得顺应天地之道，也就是阴阳变化之道。《素问·四气调神大论》就是圣人指导我们跟随天地四季寒、热、温、凉四气的变化节奏来改变自己的生活起居、身心行为，从而达到与大自然和谐共振的养生之道。文章中还说"阴阳四时者，万物之终始也，死生之本也。逆之则灾害生，从之则苛疾不起"。那么，我们要想让自己和孩子获得健康平安，就要带着孩子在生活中去跟随大自然的节奏，调整饮食起居和情志，预防疾病，远离疾患。让我们来念诵以下这些带着祖先爱的叮嘱和养生智慧的文字吧！

"春三月，此谓发陈，天地俱生，万物以荣。夜卧早起，广步于庭，被发缓形，以使志生，生而勿杀，予而勿夺，赏而勿罚，此春气之应，养生之道也。逆之则伤肝，夏为寒变，奉长者少。"

春季的三个月，是阳长阴消的开始，是推陈出新，生命萌发的时令。天地自然，都富有生气，万物显得欣欣向荣。此时，人们应该入夜即睡，早些起床，披散开头发，解开衣带，使形体舒缓，放宽步子，在庭院中漫步，使精神愉快，胸怀开畅，保持万物的生机。不要滥行杀伐，多施与，少敛夺，多奖励，少惩罚，这是适应春季的时令，保养生发之气的方法。如果违逆了春生之气，便会损伤肝脏，使提供给夏长之气的条件不足，到夏季就会发生寒性病变。

> "夏三月，此谓蕃秀，天地气交，万物华实，夜卧早起，无厌于日，使志无怒，使华英成秀，使气得泄，若所爱在外，此夏气之应，养长之道也。逆之则伤心，秋为痎疟，奉收者少，冬至重病。"

夏天是阳长阴消的时期，是自然界万物繁茂秀美的时令。此时，天气下降，地气上腾，天地之气相交，植物开花结实，长势旺盛，人们应该在夜晚睡眠，早早起身，不要厌恶长日，情志应保持愉快，切勿发怒，要使精神之英华适应夏气以成其秀美，使气机宣畅，通泄自如，精神外向，对外界事物有浓厚的兴趣。这是适应夏季的气候，保护长养之气的方法。如果违逆了夏长之气，就会损伤心脏，使提供给秋收之气的条件不足，到秋天容易发生疟疾，冬天再次发生疾病。

> "秋三月，此谓容平，天气以急，地气以明。早卧早起，与鸡俱兴。使志安宁，以缓秋刑；收敛神气，使秋气平；无外其志，使肺气清。此秋气之应，养收之道也。逆之则伤肺，冬为飧泄，奉藏者少。"

秋天是阴长阳消的时候，所以要以养阴为主。秋季的三个月，自然景象因万物成熟而平定收敛。此时，天高风急，地气清肃，人应早睡早起，和鸡的活动时间相仿，以保持神志的安宁，减缓秋季肃杀之气对人体的影响；收敛神气，以适应秋季容平的特征，不使神思外驰，以保持肺气的清肃功能，这就是适应秋天的特点而保养人体收敛之气的方法。若违逆了秋收之气，就会伤及肺脏，使提供给冬藏之气的条件不足，冬天就要发生飧泄病（完谷不化型腹泻），降低了适应冬天的能力。

"冬三月，此谓闭藏，水冰地坼，无扰乎阳，早卧晚起，必待日光，使志若伏若匿，若有私意，若已有得，去寒就温，无泄皮肤，使气亟夺，此冬气之应，养藏之道也。逆之则伤肾，春为痿厥，奉生者少。"

冬天的三个月，是生机潜伏，万物蛰藏的时令。当此时节，水寒成冰，大地开裂，人应该早睡晚起，待到日光照耀时起床才好，不要轻易地扰动阳气，妄事操劳，要使神志深藏于内，安静自若，好像个人的隐秘，严守而不外泄，又像得到了渴望得到的东西，把它密藏起来一样；要躲避寒冷，求取温暖，不要使皮肤开泄而令阳气不断地损失，这是适应冬季的气候而保养人体闭藏机能的方法。

违逆了冬令的闭藏之气，就要损伤肾脏，使提供给春生之气的条件不足，春天就会发生痿厥的疾病，从而降低了适应春天的能力。

古代人生活得很自然，他们还把一年四季的变化细分成七十二候，每五天为"一候"，每三候十五天为"一气"，一年有二十四节气。在过去的农耕时代，人们按照节气来指导农业生产，什么时节播种，什么时节花开，什么时节结果，一切都清清楚楚。人的生活也是围绕着大自然的节奏展开，人吃的食物是完全在大自然的规律中长成的，人的生活起居也是适应自然之道的，张弛有度，不紧不慢。这个节奏很重要，节奏就是"气"，二十四节气反映的是地球跟着太阳走的规律，人活在地球上，就要跟着这个规律走，才能从天地中吸收能量补养人体之气。

孩子就像春天的小苗，养育他们就要符合春天的养生之道。春天养肝气，多鼓励、多温暖，让他们和春天的万物一起生发，让他们的身、心、灵在这个时候充分发展，欣欣向荣。夏天让孩子们远离空调和冰淇淋，多做户外运动，顺应夏长之气，多养心，让心情愉悦，心脏充满能量，心神发育清明健康。秋天要让孩子养肺气，收摄心气和心神，把能量收起来。临床上肺气不足的很多小朋友出去玩总是不想回家，睡觉前还想玩，折腾得没劲了还要声音低低地哭泣，这就是收敛之气不足，心神的能量不能收摄。家长要合理安排孩子每日的饮食、生活作息，在秋季更要好好地陪伴孩子，借天地之收气旺盛的时机来补养孩子的肺气。冬天要躲避大自然的冰冷寒气，闭藏涵养精气神，养精蓄锐。冬天要和孩子一起养肾，小儿肾脏常虚，肾脏主骨，主髓；肾脏还主生长、生殖、发育，所以好好度过冬天对小孩子非常重要。临床上很多春夏总是生病的孩子，都是上一年冬天没有养藏好。

四、小儿的生理和病理特点

小儿具有脏腑娇嫩、形气未充的生理特点。它指的是儿童时期机体各器官的形态和生理功能都还处于正在发育的过程中，五脏六腑的形和气都相对不足，尤其以脾、肺、肾三脏更为突出；脾胃功能还不健全，运化水谷，营养四肢百骸、筋肉骨骼、精血津液等的能力也相应不足。肺、脾对气的生成、运行都具有十分重要的作用。脏腑娇嫩、功能尚未成熟，决定了儿童形体结构与气血均未充足。历代医家就将小儿的这种特点概括为脏腑娇嫩、形气未充。

在《温病条辨·解儿难》一书中则将儿童时期的机体柔嫩、气血不足、脾胃薄弱、肾气未充、腠理疏松、神气怯弱、筋骨未坚等特点称为"稚阴、稚阳"，且指出，儿童成长发育的过程是——阴长而阳充，阴阳是互根、相生的，而儿童时期的脏腑娇嫩、形气未充，正是由于"稚阳未充，稚阴未长"。

小儿生理上的另一个特点是生机蓬勃、发育迅速。由于小儿脏腑娇嫩，形气未充，所以他们在生长发育过程中，从体格、智力以及脏腑功能，均不断向完善、成熟的方面发展。年龄越小，脏腑越娇嫩，生长发育的潜能越大，生长发育越迅速（古代医家把小儿的这种发育迅速的生理现象称为"纯阳"）。生机旺盛，蓬勃发展，如旭日初生，草木方萌，蒸蒸日上，欣欣向荣。

小儿在病理上有以下两个特点：一是发病容易，传变迅速。由于小儿生理上内脏精气不足，形气未充，对疾病的抵抗力较差，加上寒暖不能自调，乳食不能自节，一旦照顾不周全，在外容易受到过度的风寒、湿热等邪气的入侵，在内容易被饮食和情绪所伤。其中外邪致病、脾肺受侵最为多见。肺脾为气的生成之源，肺主气，司呼吸，外主皮毛，也对卫气的运行有举足轻重的作用，而卫气主要是固护肌表，小儿形气未充，卫外功能不牢固，外邪容易由表而入，侵袭肺系，会导致伤风、感冒、咳嗽、肺炎、气管炎、百日咳等相关肺的病症。另一方面，孩子脏腑娇嫩，尤其是肠胃薄弱，脾胃功能尚未健全，运化水谷、输布精微、化生气血的能力弱。而孩子生长发育所需的水谷精气，却比成人更为迫切，所以小儿容易多吃，常被饮食所伤，出现积滞、呕吐、面黄、消瘦、不思饮食，甚至造成疳积或佝偻病。同样由于小儿脏腑娇嫩，孩子感受病邪后邪气重郁而壮热，容易出现高热惊风等症状，小儿神气不足则病邪容易深入，邪气内陷心包则会出现高热惊搐、昏迷、角弓反张等症状。

小孩子不仅容易发病，而且在生病之后，变化迅速。具体讲就是"脏腑柔弱，易虚易实，易寒易热"。小儿寒热虚实的变化，比成人更为迅速。"易虚易实"是指小儿一旦患病，则邪气易实而正气易虚，虚实易变。实证往往可以迅速转化为虚证，或者出现虚实并见、错综复杂的症候。比如孩子外感风寒，如果治疗和护理不当，可能很快转换为肺炎咳喘，出现咳嗽、气急、鼻扇、涕泪俱无等肺气闭塞之象。如果不及时宣肺气，则又可能迅速出现正虚邪陷、心阳不振、气滞血瘀、虚中有实的症候。

又如婴幼儿泄泻，本来属于外感病邪或内伤乳食的实证，但常易迅速出现液脱伤阴甚或阳竭阳脱的危候。"易寒易热"是说在疾病的过程中，由于"稚阴未长"，所以容易出现阴伤阳亢，表现为热的症候；又由于"稚阳未充"，机体脆弱，也容易出现阳虚衰脱的一面，表现为四肢逆冷的阴寒之证。

第二个病理特点是脏气清灵，易趋康复。小儿生病传变迅速，有病情易转恶化的一面，但也有易趋康复的一面。小儿生机蓬勃，经络系统和五脏六腑都干净、清透，所以他们的身体免疫系统对疾病反应敏捷，且孩子思想单纯，如果没有受到大的惊吓，他们的病情也不会过多受到思虑和情绪的影响。因此，孩子在患病后，经过及时恰当的治疗及护理，病情好转比成人更快，容易恢复健康。即使出现危重症状，只要以分秒必争、全力以赴的精神，积极进行各种综合措施的抢救，治疗效果也常常是比较好的。

五、孩子生病的几个主要原因

小的时候，我戴过一个银锁，上面刻着"长命百岁"，这是家人对我的期望，也是周围众多亲朋好友的期望。但随着年岁的长大，我自己得过很多次病，看到很多的生、老、病、死之后，我发现"长命百岁"是一个祝福也是一个奢望。人，生于天地之间，在四季流转中奔波成长，疾病就像伴随我们的影子，我们不能忽视，也不必过度恐惧。学习并了解疾病的成因，可以让我们在生活和生病中找到一个平衡。《灵枢经》说："夫百病之所始生者，必起于燥湿、寒暑、风雨、阴阳、喜怒、饮食、居处，气合而有形，得脏而有名。"这是说人体的疾病是在外界风寒暑湿之气的入侵和内在过度饮食和喜怒之气的影响下产生的，这种或生于内或感于外的邪气和人体正气相会合就会发生斗争，从而出现各种症状，所以中医说"百病从气生"。小儿形气未充，脏腑娇嫩，更易受到病邪之气的侵入，了解他们的生病原因对治疗和保健都非常重要。

孩子生病往往有几个主要原因：

一是先天禀赋不足。也就是在受精、成胎、化生的过程中天地阴阳气化的能量和父母精血物质给予的不够。中医认为生命的诞生和发展变化是基于气血的运动和变化。古人认为在外界气候条件恶劣的情况下，受胎之气往往不足，父母的精气精血供给不足也会导致禀受不足。我们在临床中调理的先天脑瘫、发育迟缓、先天耳聋、目盲都是这种先天禀受不足的情况。《道德经》中提到"天之道，损有余而补不足"，对于先天脏腑虚弱的孩子来说，大自然有免费的阳光，有充足的氧气可以给他们补充能量，让他们慢慢强壮起来。另外中医的汤药、针刺和艾灸在疏通经络，培补气血，增强气化，帮助人体重建阴阳平衡上往往可以起到很好的辅助作用。

二是受到外界风、寒、暑、湿、燥、火六气的影响。小儿肌肤柔嫩，卫外之气不固，对过度的寒冷、炎热、潮湿、干燥、环境污染等致病因素入侵的抵御能力不足。人的身体时刻在同外界环境进行物质、能量的交换，一年四季中春气温和，夏气暑热，秋气清凉，冬气冰冽，这本来是正常的，但如果不知道保护阳气，不知道避开过度的风寒湿热，就会令机体生病。《黄帝内经》上说："春伤于风，夏必飧泄；夏伤于暑，秋必病疟；秋伤于湿，冬生咳嗽。"人要在大自然中和谐地生活，冷了就穿衣，热了就减衣，夏天多出汗，不过度贪凉，冬天适度保暖不泄露皮肤……人要学会尊重自然规律，而不是总想与环境挑战、抗争。

孩子在一天天地成长，寒暖不能自调，所以他们的穿衣需要父母加倍地呵护，外出、居家应注意寒暖的调摄，不要过度和极端。孩子们也在潜移默化中学习父母的生活习惯，所以父母的健康意识和行为对孩子影响很大，不可不谨慎。

冬天的地暖和夏天的空调是现代家庭让孩子容易得外感病的两个原因，这些设备可以使用，但要照顾好孩子的阳气。夏天阳气在体表，正常体质的孩子并不会特别怕热，但要避免长时间在高温的阳光下玩耍，在户外玩耍后如果马上进入开着冷气的车里和房间，会导致孩子的肺气受寒邪所伤。冬天的地暖温度过高会让孩子的阳气无法潜藏在肾中，肾阳虚损会影响孩子身高和脑髓的生长发育。所以要尽量调整室内的温度和环境，顺应自然，顺应天道。

三是内伤于饮食。孩子脏腑娇嫩，消化乳食的能力有限，乳食稍有不注意，或者冷暖不合适，就容易损伤脾胃。6个月至5岁的孩子要吃单独的儿童餐，因为他们的脾胃肠道系统还在发育完善中，他们的饮食要用心制作，合理搭配，以适合他们各个时期身心发育的需求。孩子要吃温热的，软的，好消化的饮食。临床上很多吃出病来的孩子，还是家庭中父母对孩子健康、饮食规则的意识淡薄，任情恣性，对冰的、油腻的、辛辣的食物不加节制，导致孩子发生高烧、呕吐、腹泻、腹痛、便秘、鼻炎、哮喘、高热惊厥等病症。

四是喜、怒、思、悲、恐五情志的影响。中医认为五脏藏着五种情志，五种情志是人体对外界环境的生理反应，一般情况下是不会直接让人生病的。但是，如果情志活动剧烈、过度，超越人体能够承受的限度，并持久不能平静，那就必然影响脏腑气血功能，导致全身气血紊乱。孩子的情志活动是0~5岁这个阶段和父母以及周围的人、事、物的关系上逐渐发展起来的，从婴儿身上我们可以看到，孩子感受到恐惧会发抖、号叫、啼哭，感受到与妈妈的分离和被忽略会痛苦、伤心、愤怒，感受到饥饿、疼痛会害怕、绝望……因为必须依赖父母才能生存，所以儿童的内在情志发育和家长有着非常大的关系。

我们常常看到有两类家长，一类是支持孩子的情绪情感发展和表达。他们自己内在成熟稳定，无论是对自己还是孩子，经历细微的情绪都可以敏锐地觉察到，哪怕这些情绪还没有发展和激化。他们能够帮助自己和孩子看到各自的需求，倾听、接纳、包容那些被称为负面情绪的能量，这样的父母所养育的孩子会有一个正常的幸福快乐的童年，他们内在爱的箱子被父母装得满满的，所以能够发展出与自己、他人和社会正常的关系。他们的身心也会和谐发展，不会患心理疾病。还有一类家长，无法感知自己和孩子内心不太明显的情绪，并且会把负面情绪视为禁忌，他们一厢情愿地渴望孩子能永远开朗和幸福下去，因此，一旦孩子的负面情绪持续过长，他们就会无法容忍，甚至惩罚、责骂、殴打孩子。当这个小人儿的身心需求不被感知、回应、接纳，孩子的情绪就会持续很长时间，家长对待情绪的态度让他们产生挫败感，孩子不再把感受到的愤怒、绝望和害怕向家长诉说。他们会把经历的这些痛苦和恐惧默默地装进自己小小的心里，会认为没有人喜欢我、爱我或认可我、支持我。他们的身心能量就容易淤滞，身体的五脏发育也会受到影响。所以，孩子的情志健康不容忽视。

当然，孩子可能还有跌撞磕碰、猫狗咬伤、高温烫伤、传染病、寄生虫等与情志和气候无关的外部伤害，中医和传统文化都提倡趋吉避祸，是让我们时时带着爱护生命、健康、平安的觉知来过每一天的生活，远离内外一切不正之气对身心的伤害。如果父母能够在觉知的状态下去养护孩子，那么孩子的内外环境就会更安全，意外事件就会减少，伤害也会减少。

中医认为"正气内存，邪不可干"，人体有着强大的自愈力，绝大部分的疾病最终都是可以自愈的。一个普通感冒，身体强壮的人，好好休养，不用治疗，七天就会自愈。中医医生主要是在帮助病人找到病因，指点他摆脱疾病的困扰，帮助他提高自身的气血能量，修补受损的脏器，缩短病程，减少身体的能量损耗，从而帮助患者自愈，达到身体康复的目的。孩子是初生的生命体，"水在源头自然清"，他们的身体经络和能量还比较清澈而通透，自愈力非常旺盛，他们的病因也相对比较单纯，只要找对了医生和治疗方法，痊愈也是相当快的。

六、透过中医望诊了解小儿体质

（一）望诊

望诊是指通过对孩子的形体、面色、精神以及排泄物的形状、颜色、量的变化等这几个方面的观察，来诊断疾病的一种方法。历代儿科医家把望诊列为诊断之首，他们认为"小儿病生于内，必形于外"，因为小孩子肌肤娇嫩，脏腑清透，易寒易热，发病后会比成人更为明显地从各个方面表现出来。

1 望精神

孩子精神活动的变化可以直接反映出孩子有没有生病以及病情的轻重、病位的深浅。如果孩子面色红润，目光明亮而有神，神色清明，精神饱满、活泼，反应灵敏，这说明他先天禀赋好，容易养育，即使有病也较容易调治。反之，如果孩子面色表现为枯白或者浮肿或者黄黑，双目乏力无神，反应迟钝，精神不振，不爱活动，容易疲乏，耳薄发疏，则说明先天禀受不足，容易多病，养育要更加细心。

2 望形体

孩子肌肉结实，骨骼匀称，四肢有力，灵活而敦实，皮肤、毛发富有光泽，是先天、后天都充足的表现。如果孩子囟门难闭合，长牙迟，说话迟，走路迟，颈项软而无力，头发黄且打绺，皮肤干燥，神态呆滞，是属于先天气血亏损的表现。如果孩子头大颈细，面黄肌瘦，腹部膨大，头发稀黄打绺，额上青筋多现，厌食少食，肋骨外翻，鸡胸曲背，齿龈唇舌淡白，手心热，则属于后天气血亏虚的表现。

③ 望面色

中医学认为，人体的面部是五脏之气的呈现，小儿面部五脏分布区能明显地反映出其五脏的状况。

两眉之间反映心脏疾病，鼻头反映脾脏疾病，鼻尖两旁的鼻翼反映胃腑疾病，左颊部反映肝脏疾病，右颊部反映肾脏疾病。

孩子面色红润而富有光泽是健康的表现。面部红赤多为热证，左颊红赤，主肝经有热；右颊红赤，主肺热痰盛，如小儿高热可见面部红赤，午后两颧潮红多数属于阴虚内热；面色苍白多为风寒侵袭体表，如小儿风寒感冒初期；面色白而虚胖是气虚；面色白而干枯为血虚，如小儿疳积；小儿面部及周身都发黄，属于黄疸；伤积食则鼻头及口唇萎黄无光泽；若面色青紫多为患有惊风。

④ 望眼

古语说："人之有目，犹天之有日。"人的五脏六腑神气显现于目，所以望眼可以诊病。小儿黑睛圆大，灵活有神，啼哭有泪，是健康之象。如果目无光彩，白睛多而黑睛少则是肝肾不足；睡时眼睛半睁属于脾胃虚寒；眼泪汪汪，面色白而眼睛发红可能是患麻疹的先兆；目瞪呆视、直视或斜视是惊风将要发作的症状；眼睑浮肿，是脾虚，水湿上泛；眼眶内陷，啼哭无泪，多见于腹泻脱水或气血两亏。

⑤ 望舌

中医认为"舌为心之苗"，"心开窍于舌"。舌根属肾，舌左属肝，舌右属肺，舌中属脾胃，舌尖属心。正常小儿舌质淡红而润，柔软灵活，舌苔薄白均匀，干湿适中。若舌尖红属于心火旺盛；舌色深红为内脏有热；舌红起芒刺为热伤津液，多见于小儿高热日久不退；若舌苔黄厚为湿热，黄厚而粗糙为湿热严重。

⑥ 望指纹

望指纹主要是通过观察三岁以下小儿食指桡侧缘（颜色、深浅、搏动等）的变化，来辨别疾病的病因、性质和推测预后的一种诊断方法。食指桡侧是手太阴肺经的一个分支，和把脉的"寸口"一样，可以诊查外感疾病或内伤疾病的寒、热、虚、实。

中医将小儿食指桡侧前缘按节分为三关，第一节为"风关"，中节为"气关"，末节为"命关"。

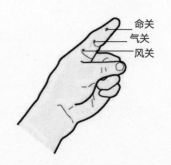

命关
气关
风关

观察时用左手拇指、食指握捏住小儿食指末端（左手），再用右手拇指在小儿食指桡侧前缘从指尖向指根推擦几次，用力要适中，指纹即可显现。正常的指纹是红黄相间，隐隐不显。若指纹出现紫色为热，鲜红为感受寒邪，淡红为虚寒，淡青为虚风，淡紫为虚热。黄主脾病，白主肺病，黑主肾病。显露于外者为邪在表，易治易愈，深陷者为病邪入里，病多难治，预后不好。儿科医家望指纹有一句口诀："紫热红伤寒，青惊白是疳，黑纹因中恶，黄色困脾端。"一般纹色出现在风关的病较轻，透过气关病稍重，过命关则病严重。

7 望排泄物

望排泄物是观察孩子的痰涎、呕吐物、大便、尿液等分泌物和排泄物的颜色、形状、量的变化来诊查疾病。如果呕吐物清稀、无臭味，是体虚有寒；呕吐物秽浊、有酸臭味是胃内有热；呕吐奶瓣或不消化食物、味酸腐，可能为积食。

如果孩子小便清长、量多及夜尿多，属寒证；小便短少黄赤，多属热证；小便浑浊不清，多属湿热。

如果孩子大便清稀，食谷不化，属消化不良；如果大便味馊臭，是伤食；大便色黄、糜烂，有恶臭味，属脾虚湿热；若大便干如羊粪，属肠胃实热。

（二）闻诊

闻诊包括两个方面，即通过听孩子发出的异常声音和嗅孩子发出的异常气味来诊断疾病的一种方法。以孩子的哭声、呼吸、喘息、咳嗽、呕吐、口气及分泌物的气味等作为闻诊的诊断依据。

① 听声音

哭声响亮，语音和谐，咳声清脆，呼吸均匀，无特殊声音属于正常。反之，哭声尖锐而高昂，多有疼痛；哭声嘶哑，呼吸不畅，多是咽喉疼痛；哭而无泪，多属病重；语声低微多属虚证、寒证；胡言乱语、神志不清，烦躁不宁，多为实证、热证。

② 听咳嗽声

咳嗽以咳声流畅、痰易咳出为病轻；咳声轻脆且流清涕，为外感风寒；咳声重浊且痰黄，为外感风热；干咳无痰而声音响亮，多属肺燥；咳声重浊，连续不断并有回声者，属于脾胃内伤、痰湿瘀滞；咳声嘶哑，空空作声，多见于喉炎及喘症。

③ 嗅气味

主要是指嗅患儿口气、分泌物和排泄物气味的异常变化。如果孩子口气臭秽难闻，属胃内有热，口气酸臭为食积，浊气滞于中上焦；口气腥臭，咳吐浊痰夹血，则为热壅于肺；大便酸臭为肠中有积热；小便短赤，气味腥臊，多属膀胱湿热；小便清长不臭，常见脾肾虚寒。

（三）触诊

触诊是指在孩子体表的某些部位如脊柱、肚脐周围等进行触摸按压以诊断疾病的一种方法。

① 触头囟

小儿有前后两个囟门，后囟门在出生后两个月左右闭合，前囟门则在出生后1~1.5 岁闭合，前后囟门闭合充实的孩子才算健康。若触摸到孩子囟门凹陷，多为先天发育不良或大泻脱水；囟门高凸，伴有高热呕吐，为肝风内动之证；囟门宽大，不能按期闭合，头缝开解，属于先天亏损。

❷ 触皮肤

孩子皮肤冷汗多，为阳虚；皮肤热而无汗，为气滞热郁；手足心灼热，多是阴虚内热；皮肤按下有凹陷，属于水肿；皮肤松弛，没有弹性，多见吐泻失水；皮肤干燥起鳞，是津液大伤。

❸ 触四肢

孩子长期四肢冰凉，属脾阳虚；四肢挛急抽动，是惊风；一侧或双侧肢体瘫软，不能活动，可能为小儿麻痹症；关节不能屈伸，属于外伤后遗症或关节畸形。

❹ 触胸背

孩子肋间隙增宽，为气胸或肺气肿；胸骨高突为"鸡胸"，属营养不良或佝偻病；脊柱高凸，按上去不痛是"龟背"，属于先天发育不良或后天营养不良；右胁肋下按之有痞块，明显增大，可能是肝肿大。

❺ 触腹部

孩子上下腹部柔软，温暖，按上去不胀不痛，属于正常。如果腹痛喜暖喜按，是虚痛、寒痛；腹痛拒按，属于实痛；按之有条索状包块，按揉后疼痛减轻，多属于蛔虫证；按上去鼓胀，属于腹胀；腹部青筋显露，多见于疳积或者营养不良。

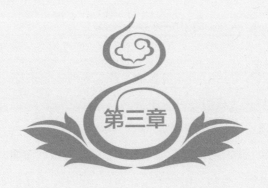

第三章

小儿艾灸在家庭中的应用

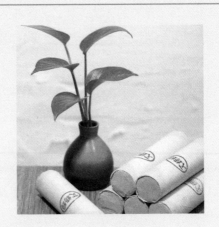

宋·王执中《针灸资生经》：

小儿吐奶，灸中庭一壮。

一、小儿艾灸保健的特点

艾灸疗法不仅可以用于小儿疾病的治疗，同时也是最安全有效的保健养生法。宋代医家窦材在《扁鹊心书》中提到"保命之法，灼艾第一，丹药第二，附子第三"，强调了灸法是扶阳保健的第一要法。

2009~2014 年，我们用艾灸调理了很多婴幼儿腹泻、腹痛、发烧、呕吐等急性病症和鼻炎、湿疹、哮喘、疳积等慢性病症，积累了大量的案例。调理得效最快的是婴儿发烧，年龄最小的是一个出生八天就发烧的小婴儿。他出生在北京的盛夏八月，天气闷热，所以家里人给孩子吹空调，导致孩子受了风寒。孩子爸爸曾经在东四药店上班，知道艾灸的作用和好处，所以请我过去给孩子调理。当时孩子高烧并且有轻微抽搐的情况，精神烦躁，我选择了两个穴位，灸完第一个穴位十分钟后孩子的腋下出汗，热度下降，灸完第二个穴位孩子头颈和手脚都有微微出汗，神情安宁，呼吸清徐，安然入睡。我给孩子妈妈讲了养护孩子的知识之后，又教给爸爸给孩子施灸的方法。第二天爸爸又给孩子灸了一次，就完全好了。还有一个六个月的小婴儿，腹泻了两周，医生让吃了金双歧和妈咪爱等好几种药，还是一日腹泻七八次，后来家长找到了京城儿科名医宋祚民，宋老给孩子开了一盒艾条，教妈妈回家给孩子一日灸两次，妈妈因为对艾灸不熟悉，找到我给孩子施灸，当时孩子面色青白、目眶下陷、精神疲乏、时睡时醒、哭啼无力，灸了六次就全好了，孩子又活泼灵动了。

这种婴幼儿发烧、腹泻的病症，用艾灸调理特别有效，另外还有现代医学所说的手足口综合征，在中医古籍《医宗金鉴》中就有记载，叫口蹄疫。中医理论认为，这个病的病因是外感湿热疫毒，我认为还有患儿自身的脾虚内热，正气不足。我们在临床中施灸 3~5 次孩子就会康复，越小的孩子效果越快。类似的还有水痘、猩红热和疱疹性咽峡炎这类具有传染性的疾病，施灸 3~5 次，孩子就能够安然度过。

那么，小儿艾灸作为一种高效的中医儿科保健、防病、治病的外治法，它具有哪些特点呢？我总结了以下几点：

1 历史悠久，体系完善

小儿艾灸起源于古代，在唐宋时期就是儿科医生的主要治疗手段，所涉及的治疗范围已经达到儿科的四十多种常见病症，这在唐、宋、元、明、清及现代的大量灸法专著中都有记载。

2 安全无害，纯绿色

艾灸被从古至今，从中国到国外的医家、养生家所使用，它只用一种采自大自然的药物——艾叶，就可以达到帮助人体补元阳、通经络的作用，两千多年的使用，证实了它的安全无毒。

3 使用方便，效果明显

艾叶全国各地均有分布，采集、干燥、储存、制备也比较容易。晋代医生陈延之就说过，针刺需要医生来操作，而艾灸老百姓就能使用。另外，艾灸作为中医外治法最主要的手段之一，被医家使用几千年，正是因为它治病保健的效果好，是其他方法无法替代的。李时珍在《本草纲目》中说："艾叶取太阳真火，可以回垂绝元阳。服之则走三阴，而逐一切寒湿，转肃杀之气为融合。灸之则透诸经，而治百种病邪，起沉疴之人为康泰，其功亦大矣。"

4 温暖舒适，易于接受

艾灸是通过温通经络、补充阳气来治疗和保健的。古代给小儿施灸，多采用把艾绒搓成麦粒或者雀屎大小，然后放置在穴位上的直接灸法。会有一些痛苦，后来也会用隔盐灸、隔姜灸，在现代给孩子灸治主要用艾条悬灸。艾条悬灸是用点燃的艾条对准穴位，离开皮肤 2~3 厘米的距离施灸，操作非常安全，温度适宜，没有痛苦，孩子感到舒适，所以很容易接受。

⑤ 增强免疫力，预防疾病

艾灸可以补充人身体的阳气，阳气包括保护身体不受外界风寒湿热入侵的卫气，所以给孩子艾灸可以提高他们身体的免疫力，预防外感疾病；同时艾灸可以宣通气血，提高脏腑的新陈代谢功能，促消化，补气血，增强脾肾的功能。

⑥ 缩短病程，减少用药

孩子的体质柔弱、脏腑娇嫩、形气未充，所以感受疾病后容易正气虚、邪气实，传变迅速，及时给予辨证施灸，可以快速补充孩子身体的正气，控制症状，将病邪驱走。艾灸对寒热虚实都可以调理，所以艾灸治疗的过程中不需要再用药物，一般感冒发烧、腹泻，用艾灸治疗一两次就可以退烧、止泻。

⑦ 促进消化吸收，改善胃肠功能

艾灸可以温补五脏六腑的阳气，帮助人体脾胃和肠道更好地运化食物，吸收能量，排出糟粕。脾胃是人体化生气血的场所，肠道是吸收营养和排出糟粕的场所。小儿脾胃、肠道系统还正处在生长发育的过程中，容易积食、伤食。每次生病，身体的阳气都会受到损耗，这种情况下孩子的消化吸收也会更弱一些。艾灸调理的过程中，孩子的脾胃、肠道系统会得到阳气的支持，能更高效率地完成身体的消化吸收工作。《养生一言草》中提到"小儿每月灸身柱、天枢，可保无病"。身柱是小儿百病灸点，可以通阳理气；天枢穴属于足阳明胃经，是手阳明大肠经募穴。生病后容易腹胀、呕吐、腹痛、食欲不佳的孩子，家长可以每月给孩子灸身柱、天枢，促进消化吸收，改善其虚弱的胃肠功能。

⑧ 养精全神，健脑益智

艾灸可以温通经络，温补元阳，对于正处于蓬勃生长变化中的孩子，经常施灸，可以帮助身体平衡五脏阴阳，益智健脑。《黄帝内经》上说"阴平阳秘，精神乃治""阳气者，精则养神，柔则养筋""心主神明，魂魄意志，皆为其统"。

二、艾灸的功效

古人认为艾灸可以补元阳，通经络，所以无论治疗疾病还是保健强身都效果显著。现代医学研究认为艾叶燃烧产生的近红外线和冬日的阳光最接近，可以补充人体的阳气，使虚弱受损的人体强壮起来。艾灸具体的功效有以下几点：

① 温经散寒，温补气血

气血是维护人体正常生命活动的根本物质。生命的健康和延续，需要有充足的气血和良好的气血循环。气和血是人体最精微的物质，它们时时刻刻濡养着人体的五脏六腑、经络、血脉、筋骨、皮肉。气行则血行，气止则血止，如果气血亏虚，那么人体内的新陈代谢和内外循环就会减弱，自然界的风、湿、寒、热就容易侵犯人体，影响气血的循环，变生百病。气血的运行有遇温则散、遇寒则凝的特点。因此，凡是一切气血凝涩，没有热象的疾病，都可用温经络、散寒气、补气血的艾灸来进行治疗。

② 温行气血，畅通经络

经络分布于人体各个部，内联脏腑，外布体表肌肉、骨骼等组织。正常的机体，气血在经络中周流不息，循序运行。如果由于风、寒、暑、湿、燥、火等外因的侵袭，人体或局部气血凝滞，经络受阻，就会出现肿胀疼痛等症状和一系列功能障碍。此时，灸治一定的穴位，可以起到调和气血、疏通经络、平衡机能的作用，临床上可用于腹痛、胃痛、冻疮、冻伤、尿闭、腿痛、扭挫伤等病症。

③ 扶阳固脱，回阳救逆

艾灸可以扶补人体的阳气，而阳气是人体生命活动的根本能量，《黄帝内经》中说"阳气者，若天与日，失其所则折寿而不彰"，意思是说人体的阳气就像天上的太阳一样重要！万物生存离不开太阳的温暖普照，人的生命也离不开阳气的能量，阳气充足，脏腑机能才能运转；阳气充足，气血才能良好循环；阳气充足，筋骨皮肉才能坚固灵活。如果失去了阳气能量的正常运作，人就会虚弱、衰老、生病、死亡。《素问·厥论》上说："阳气衰于下，则为寒厥。"意思是阳气衰微，则阴气独盛；阳气不通于手足，则手足冰冷。宋代《针灸资生经》也提到："凡溺死，一宿尚可救，解死人衣，灸脐中即活。"《伤寒论》指出："少阴病吐利，手足逆冷……脉不至者，灸少阴七壮""下利，手足厥冷，烦躁，灸厥阴，无脉者，灸之"。说明凡是出现呕吐、下利、手足厥冷、脉弱等阳气虚脱的重危患者，可用大艾炷重灸关元、神阙等穴进行急救。

④ 升阳举陷，补益脾肾

由于阳气虚弱不固等原因可导致上虚下实、气虚下陷，出现囟门不合，脱肛、久泄久痢等，《灵枢·经脉》中提到"陷下则灸之"，故气虚下陷，脏器下垂之症多用灸疗。关于陷下一症，脾胃学说创始者李东垣还认为"陷下者，皮毛不任风寒""天地间无他，唯阴阳二者而已，阳在外在上，阴在内在下，今言下陷者，阳气陷入阴气之中，是阴反居其上而复其阳，脉证俱见在外者，则灸之"。因此，灸疗可以起到益气温阳、升阳举陷等作用，对卫阳不固、腠理疏松，易患感冒的人，施灸有很好的预防治疗效果。

⑤ 清热散瘀，拔毒泄热

历代有不少医家提出热证禁灸的问题，近代不少针灸教材也把热证定为禁灸之列。但古今医家对此有不同见解。在古代文献中有很多"热可用灸"的记载。唐代孙思邈《备急千金要方》认为"小儿心痛之为病，面赤；心下有热，短气，息微数。灸心下第二肋端宛宛中，此为巨阙也。"宋代王执中《针灸资生经》上记载"小儿食时头痛，及五心热，灸噫嘻各一壮"。明代医家李梴《医学入门》则阐明热证用灸的机制："热者灸之，引郁热之气外发，火就燥之义也。"总之，灸法能以热引热，使热外出。

艾灸疗法具有温补和泻热的双重调节作用，也就是有补有泻。很多人都知道艾灸能补元阳，对艾灸的泻热功能却不太了解。艾灸所用的材料主要是艾叶。关于艾叶的药用，清代吴仪洛的《本草从新》中有这样的记载："艾叶苦辛，生温，熟热，纯阳之性，能回垂绝之阳，通十二经，走三阴（肝、脾、肾），理气血，逐寒温，暖子宫，以之灸疗，能透诸经而除百病。"艾叶具有苦辛二味，辛能宣通，有温补之力，故能温经散寒，回阳救逆；苦味清下，有泻热之功，加上辛味宣散，所以能泄热拔毒，消瘀散结。我们经常在临床上用艾灸调理小儿麦粒肿、腮腺炎、扁桃体炎、疱疹性咽峡炎、手足口病、咽炎、尿道发炎等表现为热郁的病，一般较为严重的艾灸两三次就好了，轻度的一次就可以痊愈，所以艾灸泻热的功效也很显著。

⑥ 防病保健，延年益寿

传统中医非常重视"治未病"，就是在病的萌芽状态就要预防治疗，而艾灸除了有治疗作用外，还有预防疾病和保健的作用，是历代医家、养生家都非常喜爱的防病保健的方法，这在古代文献中有很多记载。早在《黄帝内经》中就提到"犬所啮之处灸三壮，即以犬伤法灸之"，说明可以预防狂犬病。《备急千金要方》中提到"凡宦游吴蜀，体上常须三两处灸之，勿令疮暂瘥，则瘴疠温疟毒气不能着人"。说明艾灸能预防传染病。《针灸大成》中提到灸足三里可以预防中风。民间俗话亦说"若要身体安，三里常不干""三里灸不绝，一切灾病息"。成书于宋代的《扁鹊心书》中提到"人于无病时，常灸关元、气海、命门、中脘，虽不得长生，亦可得百余年寿矣"，因为灸疗可温阳补虚，所以灸足三里、中脘，可使胃气常盛，而胃为水谷之海，荣卫之所出，五脏六腑，皆受其气，胃气常盛，则气血充盈；命门为人体真火之所在，为人之根本；关元、气海为藏精蓄血之所。艾灸以上穴位可使人胃气盛，阳气足，精血充，从而增强身体抵抗力，使病邪难犯，达到防病保健之功。当下，灸疗已成为重要的保健方法之一。小儿的身柱灸就是预防儿科百病的方法，《养生一言草》上说："小儿每月灸身柱、天枢，可保无病。"

近代人们对于灸法做过许多科学研究工作，国内外医学资料和临床实践证实，艾灸能够活跃脏腑功能，旺盛新陈代谢，产生抗体，提高免疫力，所以长期施行保健灸法，能使人身心舒畅，精力充沛，祛病延年。施灸对于血压、呼吸、脉搏、心率、神经、血管均有调整作用；能使白细胞、血红蛋白、红细胞、血小板等明显增高，胆固醇降低，血沉的沉降速率减慢，凝血时间缩短，对血糖、血钙以及内分泌系统的相应功能也有显著的调节作用。

艾灸可以改变体液免疫功能，有双向调节和免疫作用。艾灸后 T 淋巴细胞高值可以降低，低值可以升高，同时还能够影响 T 淋巴细胞数目与功能，活跃白细胞、巨噬细胞的吞噬能力，既能抑制身体的功能亢进，也能使衰退的机能兴奋，而趋向生理的平衡状态。

艾灸对人体是一种良性刺激，对增强体质大有裨益，不论病体、健体都可以使用，尤其对衰弱儿童有促进发育的作用。

三、小儿艾灸的具体方法

小孩子生病，爸爸妈妈们通常的反应是慌乱、忧虑和担心，若发朋友圈问朋友的意见，有人说吃中药好，有人说看西医好。看西医，担心抗生素、激素的不良反应，看中医，孩子又不肯喝苦苦的汤药，家长常常左右为难，寝食难安。其实小儿常见病大多还是感冒、发烧、咳嗽、腹痛、呕吐、腹泻之类。古代有几种外治法常用于防治小儿病——按摩、艾灸、拔罐、刮痧、药浴、贴敷中药等，都是可以在家庭中操作的，效果也很好。如果家长肯花时间学习操作方法，那么一般的疾病都可以在家里第一时间进行预防和调理。古代民间有"家有艾火不求医"的谚语，艾灸简便实用，效果非常显著。古人常用的艾灸疗法的具体方法有很多，小儿常用的方法有以下几种：

① 艾炷灸疗法

即用手工制成的圆锥形艾绒小团或机器制作的艾炷商品，放置在穴位上点燃施灸。可以直接放在皮肤上面施灸，被称为直接灸（又分化脓灸和非化脓灸）。小儿用的艾炷像小米粒那样大，灸法书上说"炷如雀粪"，古代这个疗法是主要的灸法临床手段，既可保健，亦可治病，虽然有一点痛苦，但大多数孩子可以忍受。实施这个疗法需要对穴位和疾病的辨证熟练掌握，如此才能达到预期的治疗效果。

② 艾条灸疗法

用点燃的艾条在离开穴位或病变部位 2~3 厘米的距离施灸就是艾条灸疗法，操作常分为温和灸、雀啄灸、回旋灸等。这是临床上应用最广泛的施灸方法，温热、舒适、无痛苦，主要用于治疗各种常见病症和预防保健。这个方法安全舒适，儿童易于接受，家长熟练掌握后，在家庭中操作也很方便。

③ 药艾条灸疗法

药艾条是在艾绒中添加多种中药成分而制作成的艾条，点燃其一端而施灸。常见的添加药物成分有：桂枝、高良姜、广藿香、香附、白芷、陈皮、丹参、生川乌等。添加这些药物成分能增加艾绒的治疗功效，如雷火神针、太乙神针等即为药艾条，一般用于医院临床治疗风湿骨病及湿寒久痹证，不适合家庭保健。

④ 温针灸疗法

先根据病情选穴施针，得气后留针，然后将艾绒裹在针柄上点燃，使热力通过针体传入体内，直到艾绒燃尽，可达到疏通经络、温经散寒的目的，这个疗法也是需要专业医生操作的。

⑤ 隔姜灸疗法

取大约 0.2~0.3 厘米厚生姜一块，用牙签扎满孔，放置在选定的穴位上，再将艾炷放在姜片上，点燃施灸。艾炷燃烧完后，再放新的艾炷，反复施灸，一般灸到局部皮肤潮红为止。虚寒性疾病都可以用隔姜灸疗法治疗。

此外，与隔姜灸疗法大同小异的还有"隔蒜灸""铺灸"（以蒜泥铺于穴位上）"隔盐灸""附子灸""隔葱灸""花椒灸""黄土灸""硫黄灸""药锭灸""药捻灸"等，民间一直都有使用，主治病症也都差不多。

以灯心草蘸香油，点燃，在孩子身上施灸。这个方法主要用于孩子惊风、昏迷等急性病症。一般也由专业的医生或灸疗师来操作，不适合家庭保健。

在家庭中给孩子施灸，艾条悬灸和艾绒隔物灸会更容易操作，这两种方法对穴位的精确度要求也没有那么高，但是要选择好的艾条或者艾绒才能保证治疗效果。

四、小儿艾灸的施灸材料和选择细节

艾条灸是家庭保健中最常用的一种方法，小儿家庭保健常用的是纯艾条施灸，即给小儿施灸的艾条成分只有艾绒，不加任何其他药物。纯艾条具有散寒止痛、温经通络、补益脾肾、清热化瘀、回阳救逆的作用，无论虚寒、实热都可以使用。

艾绒和艾条的质量优劣直接影响着施灸的效果，所以在购买时要能分辨出品质比较好的艾绒和艾条才能保证治疗和保健的效果。

现在市面上的艾绒和艾条种类繁多，价格高低不等，质量也参差不齐。有"黄金绒""10∶1""15∶1""30∶1""三

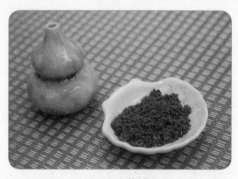

3∶1陈艾绒

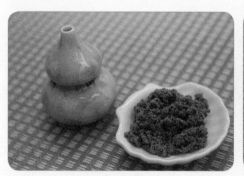

10∶1陈艾绒

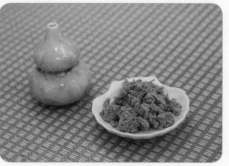

20∶1金艾绒

年陈""五年陈""十年陈"等，这么多指标里到底哪个好？该怎么辨别和挑选给孩子用的好艾条呢？让我们先对艾绒和艾条做个了解。

现在市面上的艾绒产品，按照艾绒加工（捣筛）程度的不同，有粗、细之分，常见的比例有 8:1、10:1 的粗艾绒，多用于制作艾条和隔姜灸；而 15:1、25:1 的细艾绒，多用于制作艾炷直接灸。

按照存放时间和用途的不同，艾绒大致又被分为青艾绒、陈艾绒。

青艾绒，指采用当年的新艾叶制作成的艾绒，气味芳香，挥发油含量高，药性猛烈，施灸时火力较强，但灸感不适，渗透力不足，所以不用来施灸。纯度低的青艾绒可以用于洗澡、泡脚，纯度较高、细腻松软的青艾绒适合做褥子、肚兜、坐垫、香囊等艾草保健用品。

陈艾绒，指在干燥通风的环境下正常存放一两年的艾绒，是艾灸中使用最广泛的。陈艾绒适合卷艾条，适合做艾绒灸盒灸、隔姜灸等，大多数灸法都适用。李时珍说："凡用艾叶，需用陈旧者，治令细软，为之熟艾。若用生艾，灸火则以伤人肌肤。"

现在很多人对于艾绒的纯度和陈度的认识还存在着一些误区，认为艾绒越精细越好，存放时间越久越好，其实不然。所谓艾绒的纯度，就是干艾叶生产成艾绒的比例，比例越高，纯度越大，比如10:1，是指十斤干艾叶可加工成一斤艾绒。艾绒越精细，其火力越柔和，燃烧起来速度就越快，对经络的渗透性就会差一些。灸者久也，长时间的温热刺激才能够"透诸经而治百种病邪"，经常更换艾炷和刮灰也会中断经络的感传或者不容易产生经络的感传，治病效果就会降低。关于艾绒的陈度，目前普遍存在一个误区，认为艾绒越陈越好，这是因为《孟子·离娄》上说："今之欲王也，犹七年之病，求三年之艾。"所以很多人都会认为艾绒越陈越好，一些商家推出三年陈艾，七年陈艾，甚至还有十年陈艾。其实，这里说的"七年之病，求三年之艾"，除了指治病要使用陈艾外，还指患了时间较久的病（现在叫慢性病），要艾灸好几年才能治好。

将艾绒存放一段时间后，里面焦油类的物质就会挥发掉，艾性就会变得柔和些，一般存放三年就足够了，时间太久了，药效也会打折扣。上等的艾绒干净、柔软、干燥、无杂质、易燃烧、易成团，燃烧速度缓慢，温热时间长，热渗透力强，疗效好。劣质的艾绒燃烧速度快，火力暴躁，容易使人有灼痛感，感觉刚刚温热就开始灼痛，渗透力弱，让人难以忍受。

艾条及隔物灸的艾绒一般建议 10:1 左右就好。优质的艾条由细棉纸或桑皮纸卷成，紧实、圆润。艾条中的艾绒是土黄色的陈艾绒，手感干净，杂质少，无尘土、粗梗，细腻、柔软，燃烧时火力温和、均匀，温热时间长，燃烧时艾烟较淡、发青白色，燃烧后的艾灰呈灰白色，艾烟的味道温和、清香、不刺鼻，久闻不厌。

总之，建议大家选购品质好的艾条，这样才能保证给孩子保健治疗的效果，但也不必在艾绒的精细度上过于讲究，一味追求过高精细度的艾绒，不仅是资源的浪费，也不会取得更好的疗效。

五、小儿艾灸的注意事项和禁忌

艾灸的操作比较简单，家庭操作也方便，是一种被越来越多的家长所接受的家庭保健方法。但作为一种专业的中医治疗方法，尤其在给孩子艾灸时，仍有许多事项和禁忌需要家长注意。

① 要专心致志并坚持

施灸时要思想集中，不要分散注意力，尽量在穴位上施灸。体质虚弱的儿童进行养生保健灸，需要定期坚持，偶尔艾灸一次是不能收到预期效果的。对于易感冒、易积食及患慢性病的孩子一般要坚持艾灸 1~6 个月，直到小孩恢复健康为止。

② 取得孩子的配合

若孩子不愿意进行艾灸，家长不要强迫他，可以先在自己身上施灸，示范给孩子看。家长放松享受地给自己灸，并且耐心引导，让孩子知道艾灸没有痛苦，孩子很快就会接受。我们每天接待 6~10 个孩子，每次给第一次接受艾灸的小朋友施灸前，一定会细心、耐心地让孩子看见艾灸是安全的，再让孩子把小手放在施灸者的手心，给孩子的小手灸两分钟，让他体验到安全和舒服，然后孩子就会接受施灸过程。另外在妈妈或者爸爸给孩子施灸时，另一个人可以坐在旁边给孩子讲故事，这是特别美好的亲子时光，孩子和大人都会很享受。

③ 避免烫伤

孩子的皮肤很细很嫩，家长要细心体会施灸部位的温热感，悬灸时每隔 3~5 分钟，将艾条上面的灰刮下来，以免烟灰掉下来烫到孩子，当孩子觉得灼烫时及时调整艾条的高度，以温暖舒适为宜。如果不小心烫到孩子，也不必过度紧张，先给孩子道歉，让孩子表达情绪，在烫伤处涂抹烫伤膏或者蛋清后会很快止痛，不要碰到水，伤口会愈合得很快，一般不会留疤痕。所以给孩子施灸时，心神专注非常重要。

④ 找准穴位

施灸时体位一方面要注意舒适、自然，同时一定要适合艾灸的需要，要根据处方找准部位、穴位，以保证艾灸的效果。

⑤ 按顺序施灸

一般来说，先背部，后胸腹，先头身，后四肢，最好依次进行，不可颠倒乱灸。

⑥ 注意防火

施灸时要注意防止落灰，可选择卷制良好的艾条施灸，每隔 3~5 分钟刮一次灰。用艾条灸完后，可将燃烧的艾条塞入空的铁质带盖的奶粉桶或茶叶桶内，盖好盖子隔绝空气就可以熄灭艾条了。

⑦ 要循序渐进

初次使用灸法要注意掌握好刺激量，先少量、小剂量灸，可用小艾炷进行艾灸，或减短艾灸的时间，以后再加大剂量，切忌一开始就大剂量进行。

⑧ 饭后不可以马上给孩子艾灸

需要在饭后过 30~60 分钟再灸。

艾灸后 30 分钟内不宜用凉水洗手，建议 6 个小时之后再洗澡。

艾灸后 3 小时内不宜喝凉开水，吃凉菜、瓜果。

⑨ 极度疲劳、过饥、过饱、大汗淋漓、情绪过激等情况不宜施灸

某些传染病、高热昏迷、抽风期间或身体极度衰弱时，不宜施灸。

⑩ 施灸过程中保持房间温度适宜，不宜吹空调、对流风

艾灸调理后，要注意防风保暖。

六、小儿艾灸家庭保健的方法

在家庭中进行艾灸比医师操作更为便利，一是更容易获得孩子的合作，同时能增强亲子之情，二是更容易随时随地施灸。父母只要掌握了艾灸的方法及注意事项，便可以为孩子做保健灸了。

家庭常用的灸法有艾炷隔物灸和艾条悬起灸。艾炷隔物灸就是将姜片等物搁置于艾炷和皮肤之间，使艾炷不至于直接在皮肤上烧灼。艾炷隔物灸火力温和，易于接受。搁置之物可用姜片、蒜、盐等。这个方法需要被灸者保持一定的姿势和体位，所以比较适用于大一些的孩子，一般是五岁以上，可以很好地和家长沟通的小朋友。艾条悬起灸是将艾条点燃后悬垂于穴位上方施灸，又分为温和灸、雀啄灸和回旋灸，适合各个年龄段的孩子。

温和灸：艾条点燃的一端悬垂于穴位上方施灸，让艾火与皮肤之间的距离保持在 2~3 厘米，以孩子感觉温热而无灼痛为宜。操作时，家长可将另一手的手指，放在施灸部位附近，用家长的手指来感知局部的温热状态，以免烫伤孩子的皮肤。若热了就将艾条远离皮肤一点；若不热，则可以距离皮肤再近一点，根据手指的感觉调整艾条的高度。

雀啄灸：艾条点燃后，在施灸穴位上方，做一上一下的连续移动，当接近穴位约2~3cm时，立即拿开，如此反复，像小鸟啄食一样。这种方法会比较快地感受到热的感觉。

回旋灸：点燃艾条，在施灸穴位上面与皮肤保持一定的距离，均匀地做往复回旋的移动，或做圆形移动。这种灸法是回旋灸，可以使穴位周围较大范围产生温热的感觉。

七、艾条悬灸的用具和步骤

艾条悬灸是非常舒服又便于操作的艾灸方法，居家、旅行都可以使用。只要妈妈掌握好方法和施灸步骤，就可以随时随地让孩子享受暖暖的爱护。

艾灸用具：艾条一根，瓷碗一个，小铁勺一把，打火机一个，蜡烛一根，浴巾一条，带盖铁质茶叶筒或奶粉筒一个。

施灸步骤：

1. 选择在一个空间大一些，相对干燥且温度适宜的房间里施灸，风大、寒冷的季节可以打开暖气和空气净化器，气温比较高的季节可以在通风良好的房间里施灸，开远端的单侧窗户，以免有穿堂风吹到孩子。

2. 让孩子放松身体或躺或坐或趴，露出穴位，用浴巾盖好其他部位。

3. 用蜡烛的火点燃艾条，找准穴位，调整好高度，然后在穴位上方，与皮肤保持一定距离施灸。一般我们给孩子施灸的时候，常用的背部穴位是身柱穴和大椎穴。精气神还比较足的孩子，可以选择让孩子坐在小板凳上画画或者做手工，施灸者可坐在孩子后面给孩子施灸。疲乏无力的孩子可以侧躺着施灸，灸腰部穴如脾俞、大肠俞等穴位时可以趴着，也可以侧躺。灸四肢穴位时可以坐着，也可以躺着，总的原则是一定让孩子在舒适、放松的姿势中施灸。施灸者也要让自己在施灸过程中保持精神专注、身体放松。

4. 在背部和腹部的穴位，可以用回旋灸的手法，这个手法温和、舒适，孩子们都非常喜欢，在四肢的穴位可以选择温和的悬定灸，或者回旋灸、雀啄灸。

5. 每隔 3 分钟左右，用小铁勺将艾条燃烧后的灰烬刮入小碗内。

6. 施灸结束后，可以将艾条放入铁筒内，盖好盖子，燃烧的艾条会自己慢慢熄灭，没有用完的下次可以继续拿出来用，这样使用艾条安全又节约。

八、小儿艾灸后可能出现的排病反应

❶ 什么是排病反应

人体都有自我修复的能力，针灸或者药物就是用来帮助或调动人体自有的康复能力的。艾灸治病的过程，是帮助人体补充元阳，疏通经络，利用人体自身的能力，把补充的阳气不断地输向全身经络、脏腑，鼓动体内的正气把病气赶出。比如遇到冷气侵犯皮毛，人体就会打喷嚏，这是肺气的排邪反应；如果吃到不易被人体接受的食物，胃肠就会促进排泄，产生腹泻，这是胃气的排邪反应；如果皮肤接触到伤害正气的物质，就会在局部产生红肿热痛等反应，这是正气鼓动的局部祛邪反应……西医认为这些症状是过敏反应，是疾病，但中医却认为是正气的正常排邪反应，而并非疾病。

有些人在进行艾灸的过程中也会出现这些反应，这些反应像是生病的症状，有些表现得还比较严重，其实都是病邪从人体内被排出来的表现。不只艾灸会有排病反应，吃汤药、扎针灸、练瑜伽、站桩、按摩等，都会有排病现象，这个其实也不是坏事，一般患慢性病长期接受艾灸调理的人，会经历这个过程，有些孩子也会在调理的过程中出现排病反应。大家可放心给孩子继续艾灸以帮助其身体早日排出病气。

❷ 小儿艾灸后会有哪些排病反应

小儿身体相对大人更清透，更藏不住病，在艾灸调理的过程中，有些孩子也会出现排病反应。

（1）体质虚寒的孩子，艾灸后会有排风寒的反应，具体可能会出现打喷嚏、流鼻涕、感冒、咽喉疼痛、四肢冰冷、多穿不暖、怕风寒等症状。

（2）患慢性病，比如疳积、肥胖、鼻炎、哮喘的孩子，艾灸后可能会出现排痰湿的反应，具体表现为咳嗽、排痰、呕吐痰涎、轻微腹泻、排黏便、四肢和头面浮肿、四肢出黏汗等症状。

（3）肝郁气滞的孩子，艾灸后可能会出现排郁气的反应，具体表现为悲伤、打嗝、放屁、情绪反常、易哭急躁等症状。

（4）长期输液、用抗生素治疗的孩子，艾灸后可能会出现反复发烧，起荨麻疹、湿疹、脓疱疹、玫瑰糠疹等症状。

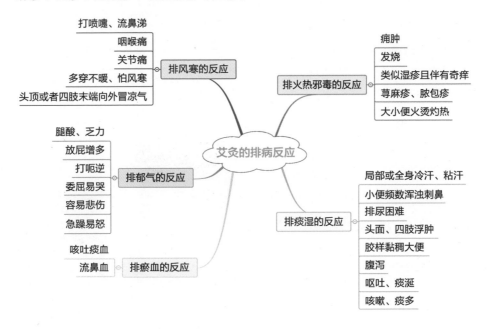

3 遇到小儿排病反应如何处理

排病反应是疾病在被排出的反应，代表此时人体正气比邪气充足。不用紧张，继续艾灸，争取早日把病邪赶走。如果感觉孩子很不舒服也可以配合拔罐、按摩或者艾叶煮水泡脚来缓解，这种情况多见于鼻炎、哮喘和痰湿体质及患慢性疾病的孩子。一般久咳无力和哮喘的孩子施灸后，前两次咳声会比之前洪亮，频率变多，但孩子的精力、吃饭、睡觉等不受症状影响。一般情况下的排病反应持续时间是三天到一周左右，要让孩子多休养。经历过这个过程后，孩子的体质、面色、脾气会有较大的改善。

九、简易的小儿艾灸家庭保健法

常常有妈妈说自己不懂穴位，怕自己给孩子做不了家庭保健。其实，真的不用担心，艾灸的特点是操作简单方便，容易掌握；保健治疗高效、安全、舒适。晋代陈延之在《小品方》中说："夫针须师乃行，其灸凡人便施。"艾灸从古代沿用至今，几千年来，在民间广泛传播和流行，在医家手里治病救人，起死回生，在普通百姓手里消除病痛，保健强身。

给孩子做保健灸，妈妈只要掌握两个穴位的位置和施灸手法就可以开始了。

┃身柱穴

被称为"小儿百病之灸点"，属督脉。所谓"身柱"为全身支柱的意思，在项后第三胸椎与第四胸椎之间。艾灸身柱穴可以通阳理气，祛风退热，降逆止咳，防治呼吸系统、神志系统的疾病，对小儿的胃肠道疾病，如消化不良、吐乳、泄泻、食欲不振等也有防治作用。

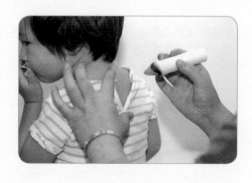

此外，对精神萎靡、夜哭，呼吸系统的哮喘、气管炎、百日咳、感冒、肺炎等都有防治作用。家庭保健灸身柱能温补元阳，调和气血，促进孩子的生长发育。

┃天枢穴

中医认为，脐以上者天气主之，脐以下者地气主之；而天地之间，负责传导输送的，就是这个调控的枢纽——天枢穴。人体摄入的各种物质所产生的诸多代谢产物，都要经胃肠排泄而出，如

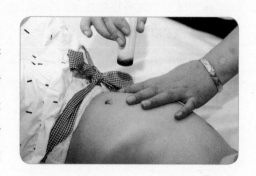

果人体的消化、吸收、排泄机能受到障碍，则湿、热、痰、淤毒素聚集就会引起疾病。尤其是小儿消化吸收功能较弱，再加上病从口入，稍有不当即可诱发疾病。所以艾灸天枢穴可以温通肠胃、理气行滞。

十、小儿家庭保健施灸的时间和疗程

《日用灸法》中记载："身柱灸，小儿必灸者也。"认为孩子若无病时，在其出生 75 天以后，即可开始灸身柱等穴，以保健康。若是有病时，则时间不限、随时可灸。根据现代临床实践，如果治疗需要，婴幼儿一般可在出生后 3~6 个月开始施用灸法。但也要根据儿童具体体质决定，体质较差的，可早灸、多灸，体质强健、营养又好的，可晚灸、少灸。

给孩子日常保健可灸身柱、天枢，用艾条温和灸就可以了。

古代养生家非常重视在二十四节气时，用艾灸养生保健。在临床工作中，我观察到由于大自然阳气在节气时变动比较大，很多元气不足、体质虚弱的小孩会生病，有的正在生病状态的孩子病情会加重，所以每逢节气给孩子连续施灸三天——节气前一天，节气当天、节气后各一天，可以顺应天时，防病保健，强身益智。

其他时间可以每周做 1~2 次保健。如果是带孩子外出旅行，可以在旅行前给孩子连续灸 2~3 次，到达目的地后再施灸 1~2 次，这样做可以让孩子更好地适应两地的饮食习惯和气候变化。

小儿保健施灸时间和疗程如下：

艾条温和灸

◎ 0~3 岁每次每穴施灸 10 分钟。

◎ 3~6 岁孩子每次每穴施灸 10~15 分钟。

◎ 6 岁以上孩子每次每穴施灸 15 分钟。

第四章

小儿艾灸的
常用保健穴位与经络

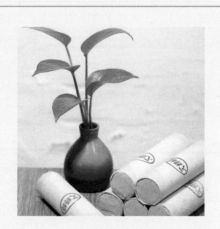

元·罗天益《卫生宝鉴》：

小儿慢惊风，灸尺泽穴，各七壮，

炷如小麦大。

一、经络和腧穴是人体的天然药库

《扁鹊心书》中提到："学医不明经络，开口动手便错"，如果你想学了就能用，用了就能有效果，那么学习经络就是最好的进入中医养生之门的捷径。因为经络穴位都在我们自己身上，身体哪里不舒服，经络系统就会透过某些敏感穴位反映出来。

人体有五脏（心、肝、脾、肺、肾）加上心包以及六腑（小肠、大肠、胃、胆、膀胱、三焦）共十二个脏腑，每个脏腑都连接着一条经络，一共有十二条正经，另外人体还有奇经八脉，我们常用的有督脉和任脉。这些经络"内属于脏腑，外络于肢节，如环无端"，是人体运行气血、沟通内外的通道。人体气血一日一夜运行环周身五十次，人体五脏就能够全都禀受精气的灌注与营养，保证身体的健康。当身体处于病理状态时，人体气血不和，经络的循行就会受到影响，在相应的经络穴位上会出现压痛或者酸、胀、麻等异常感觉。

人体的经络穴位是气血能量流注的地方，所以，中医利用各种方法来刺激经络，调整气血的虚实，达到养生保健的目的。我们在学会认穴、找穴，知道穴位的主治作用后，就可以通过按摩、艾灸、刮痧、拔罐等方法刺激经络穴位，调动身体的本能，来强身健体和治疗疾病。

了解经络的作用不仅仅是治疗已经发生的疾病，更重要的是透过刺激经络穴位来预防疾病，强身健体。

二、身体上最主要的十四条经络

人体的经络系统纵横交错，像一张大网一样内联脏腑、外接四肢百骸，可以说身体的各个部位，脏腑器官，骨骼肌肉，皮肤毛发，无不包括其中。人体的十二正经和督脉、任脉是人体最重要的十四条经络。父母学会认识和使用这十四条经络上的一些穴位，就可以轻松成为孩子的"家庭保健医"。（注：下文中的十四条经络循行图仅为示例图，未标识全部穴位，具体可参照国家人体标准经络图。）

❶ 手太阴肺经

人的气血从凌晨3点到5点开始充盈肺经，此时小儿如果出现咳嗽、出汗或者口渴，我们通常就要考虑到孩子的肺部或者肺系有问题。

通过肺的呼吸功能，人体从自然界吸入清气，又把体内的浊气排出体外，从而保证了新陈代谢的顺利进行。肺主一身之气，宣发肃降，调节全身气机，使体内清气、浊气、血液、水液正常升降出入。肺为娇脏，孩子的肺还没有发育完善，所以最易感受外邪内伤，发生咳喘，如果父母能够及时运用按摩或者艾灸应对补救，就可以让孩子敏感的身体得到呵护。

肺经关系到孩子的呼吸、体内水分调节和皮肤健康。

主治：鼻炎、感冒、咳嗽、胸闷、哮喘、咽喉肿痛、头痛、心烦、手心热，流鼻血、湿疹、荨麻疹等。

◎ 肺经常用的保健穴位

（1）中府穴：位于胸前壁的外上方，云门下1寸，平第一肋间隙，距前正中线6寸。是脾肺气血汇聚之处，可兼治脾肺两脏之病。

主治：咳嗽、气喘、气不足、肺胀满、胸痛、腹胀、消化不良、水肿等。

（2）天府穴：腋横纹下四指，或手臂平伸，用鼻尖触手臂处。

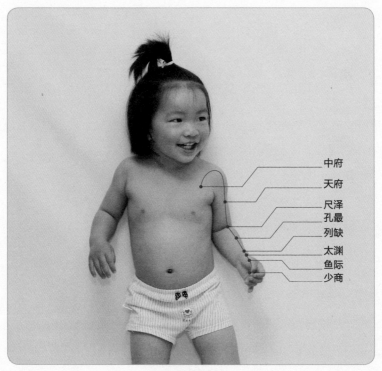

中府
天府
尺泽
孔最
列缺
太渊
鱼际
少商

肺经常用穴位图

主治：咳嗽、哮喘、胸闷、过敏性鼻炎、支气管炎等。

（3）尺泽穴：肘横纹外侧一拇指宽的凹陷处。肺经属金，本穴属水，金生水，是补肾的要穴，对小儿咽喉炎和扁桃体炎有特效。

主治：气喘、肺热咳嗽、鼻出血、遗尿、哮喘、胸部胀痛、肘关节痉挛等。

（4）孔最穴：肘横纹下三指。是肺经的郄穴，此穴统领人体九窍，凡九窍不通的病症都可以调治。

主治：急性咳嗽、急性咽喉痛、扁桃体炎、鼻出血、热病发汗。

（5）列缺穴：两手虎口相对，食指下凹陷处，是肺经的络穴，也是八脉交会穴，通任脉。

主治：外感咳喘、小儿遗尿、偏头痛，外感风寒引起的头痛、落枕，小便不利。

（6）太渊穴：腕横纹外侧凹陷处。肺经的原穴，补气穴，脉之会穴。艾灸此穴对小儿虚寒咳嗽，肺脾两虚咳嗽，特别是咳声无力，遇寒即咳，吐青白痰者效果最好。

主治：咳嗽、哮喘、咯血、胸闷、目赤发热、支气管炎、肺炎等。

（7）鱼际穴：手掌鱼肚边缘。此穴为肺经荥穴，"荥主身热"，本穴可以清肺热，利咽喉，滋阴凉血，艾灸此穴对小儿食积引起的发热、咽喉肿痛、咳嗽效果非常好。

主治：热咳、心中烦热、食积咳嗽、消化不良、咽喉肿痛等。

（8）少商穴：大拇指指甲根边缘。

主治：咽喉肿痛、扁桃体炎。常用于治疗咳嗽、感冒发热、肺炎。点刺出血效果最佳。

② 手阳明大肠经

大肠经关系到人体水分吸收与食物排泄。

主治：便秘、腹泻、腹痛、腹胀、胃肠疾病、皮肤病、五官疾病及发热病等。

◎ 大肠经常用的保健穴位

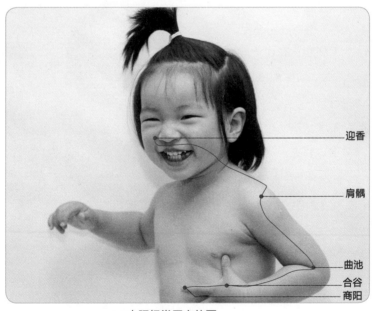

迎香

肩髃

曲池
合谷
商阳

大肠经常用穴位图

（1）商阳穴：在手食指内侧指甲边缘。

主治：咽喉肿痛、牙痛、便秘。

（2）合谷穴：手背第一、第二掌骨间。

主治：目赤肿痛、腹痛、泄泻、痢疾、小儿惊风、便秘、牙痛等。

（3）曲池穴：手臂弯曲，在肘横纹末端。

主治：腹痛、吐泻、风疹、疟疾、发烧、目赤肿痛、麦粒肿等。

（4）肩髃穴：手臂平升在肩膀的凹陷处。最容易受风寒的穴位。

主治：臂痛、肘痛、上肢酸软、风疹、荨麻疹等。

（5）迎香穴：鼻孔旁开1指。

主治：鼻塞、鼻窦炎、闻不到气味、鼻出血等。

❸ 足阳明胃经

胃为后天之本，胃经有消化食物、促进吸收、强壮身体的功效。

主治：消化系统、神经系统、呼吸系统、循环系统某些病症以及咽喉、头面、口、牙、鼻等器官病症。

◎ **胃经常用的保健穴位**

（1）承泣穴：在面部瞳孔直下眼眶边，是给眼睛周围供血的要穴。

主治：眼袋、小儿近视、夜盲、黑眼圈、目赤肿痛等。

（2）头维穴：在头侧部，当额角发际上0.5寸，头正中线旁开4.5寸。

主治：头痛、目眩、迎

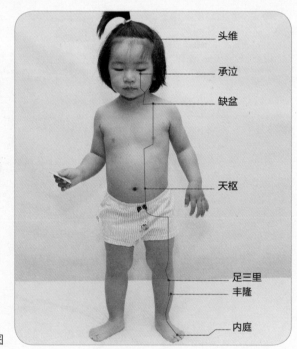

胃经常用穴位图

头维
承泣
缺盆
天枢
足三里
丰隆
内庭

风流泪、小儿惊风、结膜炎等。

（3）缺盆穴：位于锁骨上窝中央，胸正中线旁开4寸处。

主治：咳嗽、气喘、缺盆中痛、胸部满闷、喉痹、瘰疬、咽喉肿痛等。

（4）天枢穴：肚脐旁开2寸。

主治：双向调节腹痛、腹胀、便秘、腹泻。它是大肠经的募穴（募集气血的穴位），能促进肠道蠕动，增强胃动力等。

（5）足三里穴：膝眼（膝盖外侧凹陷处）下四指旁开一指。胃经的合穴，长寿穴、强壮穴、消气穴，消胃肠之气。

主治：呕吐、腹泻、腹胀、肠鸣、下肢痿痹、便秘、痢疾、疳积、慢性胃痛、身体虚弱等。

（6）丰隆穴：位于小腿外侧，当外踝尖上8寸，距胫骨两横指。

主治：头痛、眩晕、癫狂、痰多、咳嗽、下肢痿痹、便秘、痢疾、疳积等。

（7）内庭穴：在足背当第二、第三跖骨结合部前方凹陷处。

主治：积食、齿痛、咽喉肿痛、口歪、鼻衄、胃病吐酸、腹胀、泄泻、痢疾、便秘、热病、足背肿痛等。

❹ 足太阴脾经

脾与胃相表里，主运化，帮助胃吸收消化食物，将营养输送到全身，调整全身水分，统率全身血液。

主治：泌尿生殖系统疾病，消化系统疾病及肢体痛、腹痛等。

◎ 脾经常用的保健穴位

（1）隐白穴：足大趾内侧趾甲根旁。

主治：腹胀、暴泄、肺气不足、鼻出血，有止血效果。

（2）太白穴：脚大趾骨节后下方凹陷处。

主治：腹胀、胃痛、完谷不化、肠鸣、腹泻等。它是脾经的原穴，通过脾来补肺，艾灸此穴可以健脾补肺。

（3）商丘穴：在内踝前下方凹陷中。

主治：腹胀、肠鸣、腹泻、便秘、食欲不振等。

（4）三阴交穴：在内踝尖直上3寸，胫骨后缘。

主治：遗尿、小便频数、下肢痿软、贫血乏力、食欲不振、入睡困难、腹胀、腹痛、足冷等。

（5）血海穴：手掌倒覆在膝盖上，大拇指所在的位置。

主治：出血、贫血、血瘀、瘾疹、腹胀、膝痛、荨麻疹、湿疹等。

（6）大横穴：在腹中部，距脐中4寸。

主治：腹痛、泄泻、便秘、痢疾，以及肠蛔虫症等。

（7）周荣穴：在胸外侧部，位于第二肋间隙，距前正中线6寸。

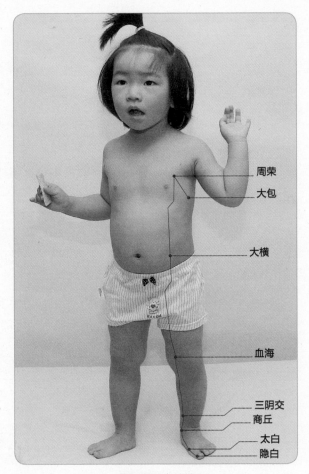

脾经常用穴位图

主治：咳嗽、气喘、食欲不振等。

（8）大包穴：侧胸部，腋中线上，当第六肋间隙处。

主治：胸肋满痛、气喘、全身疼痛、四肢无力等。

⑤ 手少阴心经

心为一身之主，是五脏的中心，主要影响神经及情志系统的活动。心与小肠相表里，可调节心理、安神。

主治：胸闷、心痛、咽干、口渴、神志病、受惊吓等。

◎ **心经常用的保健穴位**

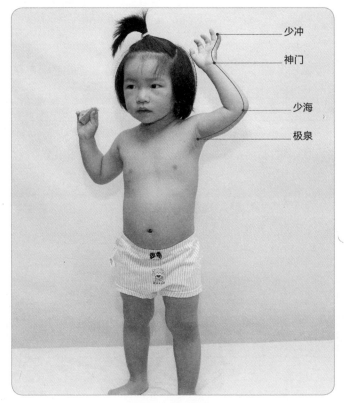

心经常用穴位图

（1）极泉穴：在腋窝终点。可调节心律，治疗两肋疼痛，也可以探测心血管疾患。

主治：心痛、胸闷、心悸等。

（2）少海穴：肘横纹内侧边缘。

主治：心痛、目眩、前臂麻木、狂躁不安、肘痛等。

（3）神门穴：在小指一侧腕横纹凹陷处。

主治：失眠、手腕痛、前臂麻木、便秘、晕车、安神等。

（4）少冲穴：在小指内侧指甲根旁。

主治：急证、热证（发烧、癫狂、昏厥），放血效果更佳。

6 手太阳小肠经

小肠经是食物消化吸收的主要场所，可将胃消化后的食物中的营养和渣滓区分开。

主治：五官病、热病、耳鸣、齿痛、咽喉肿痛、肩背酸痛、颈椎病等。

◎ 小肠经常用保健穴位

（1）少泽穴：在小手指末端，小肠经的井穴。

主治：热证（咽喉痛、发烧、牙肿），用刺血效果更好。

（2）小海穴：在肘横纹处，拨动时手指会发麻。

主治：颈项痛、前臂疼痛、牙龈炎、颊肿、贫血、牙痛、耳鸣等。

（3）天宗穴：在后背肩胛骨凹陷处，按摩有酸胀感传到肩膀。

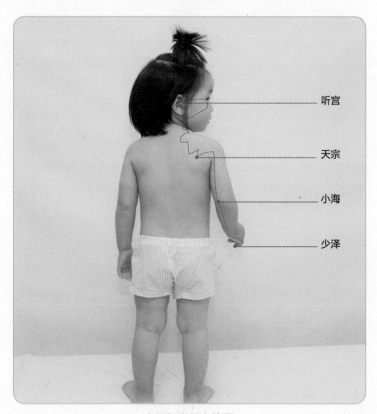

听宫

天宗

小海

少泽

小肠经常用穴位图

主治：小儿脑瘫、小儿肌性斜颈、肩膀酸痛、颈项痛、胸背痛等。

（4）听宫穴：在耳旁张嘴时凹陷处。

主治：耳聋、耳鸣、听力下降、中耳炎、外耳道炎、头痛、牙痛、目眩等。

7 足太阳膀胱经

膀胱经是人体排毒的通道，主要功能是排毒。

主治：泌尿生殖系统、神经系统、呼吸系统、循环系统、消化系统的病症。

◎ 膀胱经常用的保健穴位

（1）睛明穴：在鼻根部两眼间。

主治：视物不明、夜盲、近视眼、色盲、目赤肿痛、眼部疲劳等。

（2）肺俞穴：在背部，当第三胸椎棘突下，旁开 1.5 寸。

主治：发热、咳嗽、流鼻涕等外感症状及痰鸣、咳喘、胸闷、胸痛等。

（3）厥阴俞：在背部，当第四胸椎棘突下，旁开 1.5 寸。

主治：咳嗽、胸闷、呕吐、失眠及风湿性心脏病，心动过速，心律不齐，心绞痛等。

（4）脾俞：在背部，当第十一胸椎棘突下，旁开 1.5 寸。

主治：呕吐、腹泻、疳积、食欲不振、四肢乏力、消化不良等。

（5）肾俞：在背部，当第二腰椎棘突下，旁开 1.5 寸。

主治：腰背酸痛、头昏、耳鸣、耳聋、小便不利、水肿、喘咳少气等。

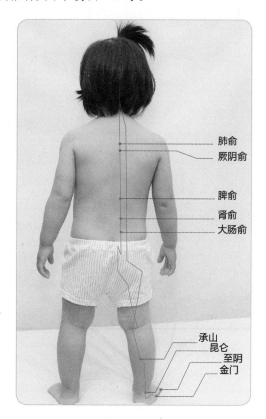

肺俞
厥阴俞
脾俞
肾俞
大肠俞
承山
昆仑
至阴
金门

膀胱经常用穴位图

（6）大肠俞：在背部，当第四腰椎棘突下，旁开1.5寸。

主治：便秘、腹胀、肠鸣、腹泻、痢疾、消化不良、痔疮等。

（7）承山穴：位于人体的小腿后面正中，当伸直小腿或足跟上提时，腓肠肌肌腹下出现的尖角凹陷处即是。

主治：惊风、抽搐、下肢萎软、腿痛转筋、腹泻、腹胀、便秘、腰腿痛、痔疮等。

（8）昆仑穴：在外踝后方，当外踝尖与跟腱之间的凹陷处。

主治：头痛、小儿惊风、小儿癫痫、肠结石、流鼻血、腰痛、便秘。

（9）金门穴：位于人体的足外侧部，当外踝前缘直下，骰骨下缘处。

主治：小儿惊风、眩晕、腰膝痛、腰扭伤、急性头痛等。

（10）至阴穴：在小脚趾外趾甲边缘。孕妇艾灸至阴穴可起到调整胎位不正的作用。

主治：头痛、目痛、鼻塞、鼻出血、热病等。

⑧ 足少阴肾经

肾经主要作用是储存生命的基本能量"元气"，代谢水分和液体，调节呼吸。

主治：泌尿生殖系统疾病、神志病及经脉循行部位的其他病症。

◎ **肾经常用的保健穴位**

（1）涌泉穴：前脚掌凹陷处。

主治：发热、呕吐、腹泻、口舌生疮、小便不利、便秘、小儿惊风等。

（2）太溪穴：内踝后方与脚跟骨筋腱之间的凹陷处。

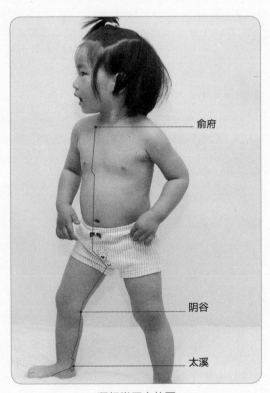

俞府

阴谷

太溪

肾经常用穴位图

主治：头痛、目眩、咽喉肿痛、牙痛、耳聋、耳鸣、咳嗽、气喘、胸痛咳血、失眠、小便频数、腰脊痛、下肢厥冷、内踝肿痛等。

（3）阴谷穴：位于腘窝内侧，屈膝时，在半腱肌肌腱与半膜肌肌腱之间。

主治：小儿遗尿、尿频、生长痛、尿路感染、阴囊湿疹、疝气、小便不利等。

（4）俞府穴：喉窝平开三指。

主治：咳嗽、气喘、胸痛、呕吐、呃逆等。

⑨ 手厥阴心包经

心包经主要保护心脏，维护心脏功能。

主治：心悸、心烦、胸闷、胸痛、气喘、咳嗽等。

◎ **心包经常用的保健穴位**

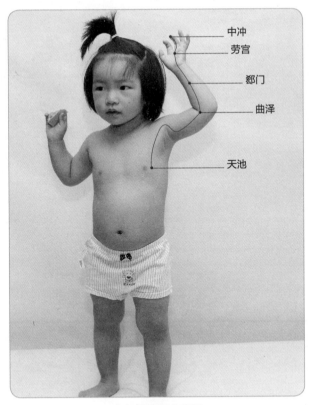

中冲
劳宫
郄门
曲泽
天池

心包经常用穴位图

（1）天池穴：在胸部乳头外侧。

主治：胸痛、胸闷、咳嗽、痰多、气喘等。

（2）曲泽穴：肘横纹中。

主治：心悸、胸闷、憋气、心痛、呕吐、烦躁、胃痛、肘臂痛、咳嗽等。

（3）郄门穴：腕横纹上5寸。

主治：心悸、胸痛、疔疮、急病和热病等。

（4）劳宫穴：掌心凹陷处。

主治：中暑、心慌气短、口舌生疮、口臭等。

（5）中冲穴：中指指甲根旁。

主治：舌下肿痛、中暑、小儿惊风、昏厥、口疮等。

10 手少阳三焦经

手少阳三焦经是气和水的主要通道，调节水分代谢的重要经络。

主治：偏头痛、耳痛、目眩、眼病、头面热病、中耳炎、耳聋耳鸣以及经脉循行所经过部位的其他病症。

◎ 三焦经常用的保健穴位

（1）关冲穴：在无名指指甲根旁。

主治：头痛、热病、口干、喉痛等。

（2）中渚穴：当第四掌指关节的后方，第四、第五掌骨间凹陷处。

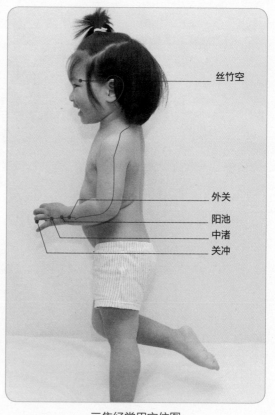

丝竹空

外关
阳池
中渚
关冲

三焦经常用穴位图

主治：口干舌燥、夜里口渴、小便淋沥、久咳久喘、阴虚内热、烦躁不安、牙痛、小便赤涩等。

（3）阳池穴：在腕背横纹中，当指伸肌腱的尺侧缘凹陷处。

主治：食积腹痛、肠鸣、感冒、小儿惊风、瘾疹、湿疹、手脚冰凉等。

（4）外关穴：腕背侧远端横纹上2寸，尺骨与桡骨间隙中点。

主治：目赤肿痛、耳鸣、喉痹、头面五官热病、胸胁痛、臂痛、腕痛等。

（5）丝竹空穴：眉梢末端凹陷处。

主治：头痛、目眩、目赤痛、齿痛、癫痫、视物不明、面神经麻痹、小儿惊风、眼睑跳动等。

⑪ 足厥阴肝经

足厥阴肝经主要调节气血的流动、储存血液，为肌腱输送营养。

主治：胸胁痛、小腹痛、疝气、遗尿、小便不利、头痛目眩、下肢痹痛、肝胆疾病、泌尿生殖系统疾病、眼科疾病和足厥阴肝经所过部位的疾病。

◎ 肝经常用的保健穴位

（1）大敦穴：足大趾末节外侧，距趾甲角0.1寸。

主治：遗尿、疝气、癫狂、癫痫等。

（2）太冲穴：在大脚趾与二趾交汇上2指处。

主治：头晕、遗尿、贫血、脐疝、四肢抽搐、癫痫等。

（3）中封穴：位于人体的足背侧，当足内踝前，商丘穴与解溪穴连线之间，胫骨前肌腱的内侧凹陷处。

主治：疝气、腰痛、小便不利、腹胀、小腹痛等。

（4）曲泉穴：屈膝，在膝内侧横纹上方凹陷中。

主治：疝气、小便不利、头痛、目眩、癫狂、膝膑肿痛、下肢痿痹等。

（5）章门穴：在侧腹部，当第十一肋游离端的下方。

主治：消化不良、肝脾肿大、小儿疳积、腹痛、腹胀、呕吐等。

（6）期门穴：位于胸部，当乳头直下，第六肋间隙，前正中线旁开4寸。

主治：胆囊炎、胸胁胀痛、呕吐、黄疸、食欲不振、呃逆、泄泻、完谷不化等。

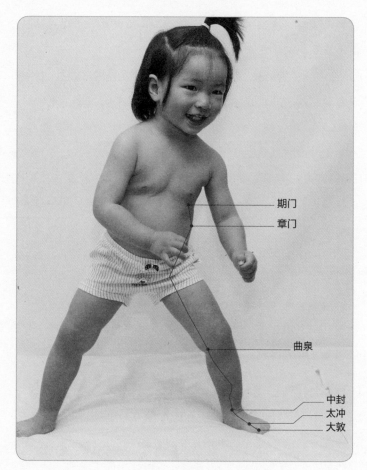

期门
章门

曲泉

中封
太冲
大敦

肝经常用穴位图

12 足少阳胆经

足少阳胆经主要储存胆汁，支配人的意识、行动。

主治：头面五官、胸胁等部位病症，肝胆疾病、热病、神经系统以及本经脉所经过部位的病症。

◎ 胆经常用的保健穴位

（1）瞳子髎：眼鱼尾纹旁。

主治：头痛、目赤、迎风流泪、目痛、近视、眼睛胀痛等。

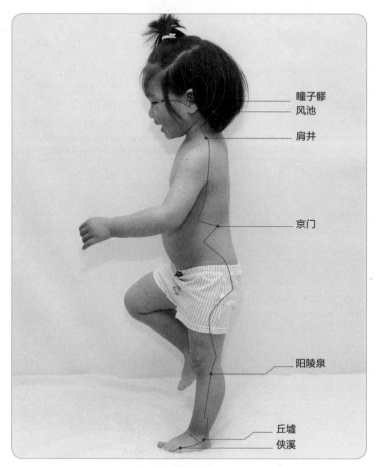

胆经常用穴位图

（2）风池穴：耳后发际边凹陷处。

主治：小儿感冒、头痛、发热、无汗、眼睛酸涩、疲劳、头眩晕、颈项强痛等。

（3）肩井穴：在大椎穴与肩峰穴连线中点，肩部最高处。

主治：小儿感冒、颈项强痛、惊厥、头痛、眼痛、肩膀痛、牙痛、上肢抬举不利等。

（4）京门穴：在侧腰部，章门穴后1.8寸，当十二肋骨游离端的下方。

主治：肠鸣、泄泻、腹胀、腰胁痛、肾虚腰痛、脊强脊痛等。

（5）阳陵泉穴：膝盖横纹下1指，腓骨下边缘。

主治：小儿惊风、肝炎、胆囊炎、口苦、呕吐、黄疸、小儿多动症等。

（6）丘墟穴：脚外踝骨前侧处。

主治：颈项痛、腋下肿、外踝肿痛、脚扭伤、疝气、疟疾、目赤肿痛、目生翳膜、黄疸、口苦等。

（7）侠溪穴：位于足背第四、第五趾之间的趾缝端，趾蹼缘后方赤白肉际处。

主治：头痛、热病、狂疾、偏头痛、目外眦赤痛、目痒泪出、耳鸣、耳聋、胸胁支满、膝外廉痛、小腹肿痛、脚背肿等。

⑬ 督脉

督脉又称"阳脉之海"，总督一身之阳经，关系大脑、脊椎、肾脏等部位的健康。

主治：神志病，心肺疾病，腰骶、背、头项局部病症及相应的内脏疾病。

◎ **督脉常用的保健穴位**

（1）长强穴：位于尾骨端与肛门之间的一个穴道，又名尾闾穴。

主治：腹泻、便秘、小儿惊风、遗尿、脱肛、发烧等。

（2）腰阳关穴：第四腰椎棘突下凹陷中，后正中线上，约以髂棘相平。

主治：腰脊痛、四肢厥冷、小便频数、腰腿痛、遗尿等。

（3）命门穴：位于腰部，当后正中线上，第二腰椎棘突

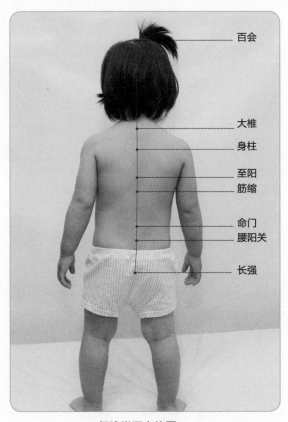

百会

大椎
身柱

至阳
筋缩

命门
腰阳关

长强

督脉常用穴位图

下凹陷中。

主治：虚损腰痛、脊强反折、遗尿、尿频、泄泻、五劳七伤、头晕耳鸣、癫痫、惊恐、手足逆冷等。

（4）筋缩穴：第九胸椎棘突下凹陷中。

主治：脊背强急、腰背疼痛、胃痛、癫痫、抽搐、腰背神经痛、胃痉挛、胃炎、黄疸、癔病等。

（5）至阳穴：第七胸椎棘突下凹陷中。

主治：胃痉挛、胆绞痛、胆囊炎、膈肌痉挛、肋间神经痛等。

（6）身柱穴：第三胸椎棘突下凹陷中。

主治：身热头痛、咳嗽、气喘、惊厥、癫狂痫证、腰脊强痛、疔疮发背。

（7）大椎穴：第七颈椎棘突下凹陷中。

主治：感冒、热病、疟疾、咳嗽、喘逆、项强、肩背痛、腰脊强、角弓反张、小儿惊风、癫狂痫证、五劳虚损、中暑、霍乱、呕吐、黄疸、风疹等。

（8）百会穴：当前发际正中上5寸。

主治：头痛、头重脚轻、痔疮、目眩、失眠、焦躁、脱肛、泄泻、心悸、健忘等。

⑭ 任脉

任脉又称"阴脉之海"，总任一身之阴经，关系胸部、腹部、子宫等疾病。

主治：少腹、脐腹、胃脘、胸、颈、咽喉、头面等局部病症和相应的内脏病症以及神志病。

◎ 任脉常用的保健穴位

（1）承浆穴：在面部，当颏唇沟的正中凹陷处。

主治：口眼歪斜、唇紧、面肿、齿痛、齿衄、龈肿、流涎、口舌生疮、暴喑不言、小儿口噤、小便不禁、癫痫等。

（2）膻中穴：位于两乳头连线的中点。

主治：咳嗽、气喘、咯唾脓血、胸痹心痛、心悸、心烦、噎嗝等。

（3）中脘穴：位于人体上腹部，前正中线上，当脐中上4寸。

主治：胃脘痛、腹胀、呕吐、呃逆、食不化、痞积、黄疸、肠鸣、泄利、便秘、哮喘、头痛、失眠、惊悸、癫狂、惊风等。

（4）神阙穴：即肚脐，又名脐中。

主治：腹痛、泄泻、脱肛、水肿、虚脱、腹胀、呕吐、食积等。

（5）气海穴：脐下1.5寸，腹中线上。

主治：虚脱、形体羸瘦、脏气衰惫、乏力、水谷不化、绕脐疼痛、腹泻、痢疾等。

（6）关元穴：在脐下3寸，腹中线上。

主治：遗尿、尿频、尿潴留、尿道痛、失眠症、手脚冰冷、荨麻疹等。

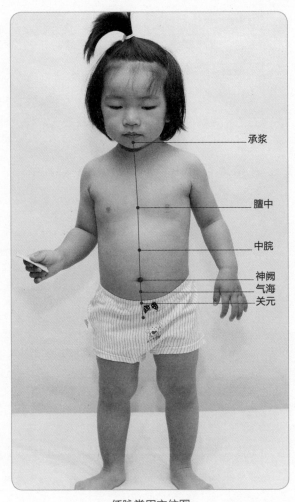

承浆
膻中
中脘
神阙
气海
关元

任脉常用穴位图

三、小儿艾灸同身寸取穴法

同身寸取穴法是针灸推拿取穴的比量方法，是以患者的手指作为比量标准，确定腧穴位置的方法。同身寸取穴法在临床上分为三种：中指同身寸、拇指同身寸、横指同身寸等。

（1）中指同身寸：是以患者的中指中节屈曲时，手指内侧两端横纹头之间的距离看作 1 寸，可用于四肢部纵向比量取穴和背部横向比量取穴。

（2）拇指同身寸：是以患者伸直的拇指指骨关节横纹两端之间的距离作为 1 寸，主要适用于四肢部的直寸取穴。

（3）横指同身寸：也叫"一夫法"，是让患者将食指、中指无名指和小指这四指并拢，以中指中节（第二节）横纹处为准，四指横宽作为 3 寸，用于四肢部及腹部取穴。

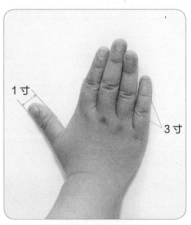

同身寸取穴法

🔥温馨提示

以上所说的"寸"，并没有具体数值。"同身寸"中的"1 寸"在不同的人身体上都是不同长短的；较高的人"1 寸"要比较矮的人的"1 寸"要长，这是由身体比例来决定的。所以"同身寸"只适用于个人身上，不能用自己的"同身寸"在别人身上来找穴位，这样做是找不准穴位的。

四、小儿艾灸常用穴位

❶ 头面部穴位

▍百会穴

取穴定位：位于头部，当前发际正中直上 5 寸或取两耳尖连线与头正中线相交处，按压有凹陷，即为此穴。

功效主治：升阳举陷，益气固脱。主治小儿头痛、头重脚轻、目眩、失眠、

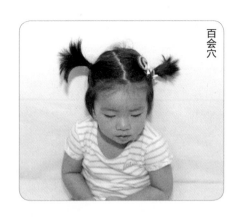

百会穴

焦躁、惊风、脱肛、遗尿等病症。

通天穴

取穴定位：位于头部，前发际正中直上4寸，旁开1.5寸。

功效主治：清热祛风，通利鼻窍。主治小儿头痛、头重眩晕、鼻塞、鼻出血、鼻渊等病症。

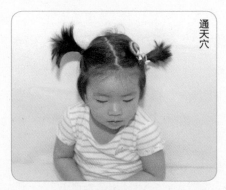

通天穴

印堂穴

取穴定位：位于额部，两眉头连线中点即是。

功效主治：清头明目，通鼻开窍。主治小儿头痛、感冒、鼻塞、惊风、流鼻水、鼻炎、目眩、目赤肿痛等病症。

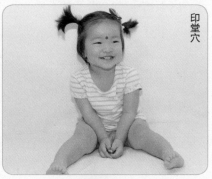

印堂穴

上星穴

取穴定位：位于头部，当前发际正中直上1寸处。

功效主治：息风清热，宁神通鼻。主治小儿头痛、目赤肿痛、迎风流泪、面赤肿、鼻渊、鼻衄、鼻息肉、鼻痛、癫狂、痫证、小儿惊风、疟疾、热病等病症。

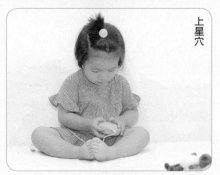

上星穴

听宫穴

取穴定位：位于面部，耳屏前，下颌骨髁状突的后方，张口时呈凹陷处。

功效主治：聪耳开窍，祛风止痛。

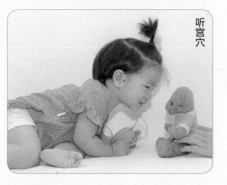

听宫穴

主治小儿耳鸣、耳聋、中耳炎、外耳道炎、聋哑、牙痛、头痛、目眩头昏等病症。

角孙穴

取穴定位：位于头侧部，折耳廓向前，当耳尖直上入发际处。

功效主治：清头明目，消肿止痛。主治小儿耳部红肿、腮腺炎、牙龈炎、目赤肿痛、目翳等病症。

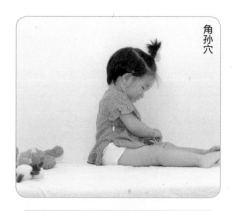

角孙穴

风池穴

取穴定位：位于项部，当枕骨之下，与风府相平，胸锁乳突肌与斜方肌上端之间的凹陷处。

功效主治：发汗解表，祛风散寒。主治小儿感冒、头痛、眩晕、发热无汗、颈项强痛、目赤肿痛、目泪出、鼻渊、鼻衄、耳聋、口眼歪斜、疟疾、热病等病症。

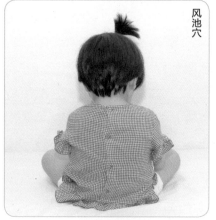

风池穴

天柱穴

取穴定位：位于项部，斜方肌外缘之后发际凹陷中，后发际正中旁开1.3寸。

功效主治：发汗解表，祛风散寒。主治小儿颈椎酸痛、落枕、目眩、头痛、项强、鼻塞、肩背痛、热病、眼睛疲劳等病症。

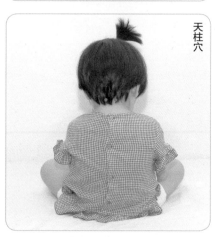

天柱穴

┃颊车穴

取穴定位：位于面颊部，下颌角前上方，大约一横指处，咀嚼时肌肉隆起时出现的凹陷处。

功效主治：祛风清热，消炎止痛。主治小儿牙痛、牙髓炎、冠周炎、急慢性腮腺炎、面神经麻痹、牙关紧闭、口眼歪斜、下颌关节炎等病症。

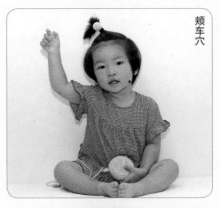

② 胸腹部穴位

┃天突穴

取穴定位：位于颈部，当前正中线上胸骨上窝中央。

功效主治：降逆止呕，理气平喘。主治小儿咳嗽、哮喘、呕吐、咽喉肿痛、舌下急、咽喉炎、扁桃体炎等病症。

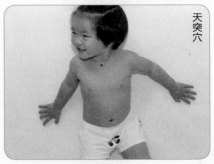

┃膻中穴

取穴定位：位于胸部，前正中线，平第四肋间，两乳头连线的中点。

功效主治：理气止痛，止咳平喘。主治小儿气喘、咳嗽、吐奶、胸痛、哮喘、心烦、胸闷等病症。

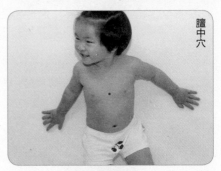

┃中庭穴

取穴定位：位于胸部，当前正中线上，平第五肋间，即胸剑结合部。

功效主治：宽胸理气，和胃降逆。

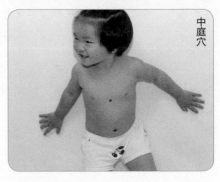

主治小儿吐乳、胸胁支满、胸腹胀满、呕吐、心痛、梅核气、食管炎、食管狭窄、贲门痉挛等病症。

中府穴

取穴定位：位于胸部，胸前壁的外上方，云门穴下1寸，前正中线旁开6寸，平第一肋间隙处。

功效主治：清肺散热，止咳平喘。主治小儿咳嗽、气喘、胸闷胸痛、中气不足、腹胀、消化不良、水肿、肩背痛等病症。

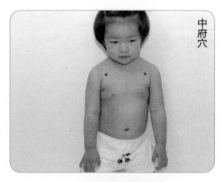
中府穴

缺盆穴

取穴定位：位于胸部，锁骨上窝中央，距前正中线4寸。

功效主治：宣肺止咳，调理气血。主治小儿咽喉肿痛、咳嗽、气喘、胸闷、胸痛、中气不足、颈肩痛等病症。

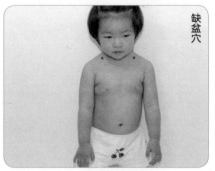
缺盆穴

巨阙穴

取穴定位：位于上腹部，前正中线上，当脐中上6寸。

功效主治：宽胸理气，舒经止痛。主治小儿胸痛、心痛、心烦、惊悸、癫狂、痫证、胸满气短、咳逆上气、腹胀暴痛、呕吐、呃逆、噎嗝、吞酸、黄疸、泄利等病症。

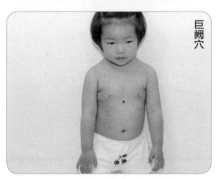
巨阙穴

▎中脘穴 ～◎

取穴定位：位于上腹部，前正中线上，当脐中上4寸。

功效主治：健脾养胃，降逆利水。主治小儿腹胀、腹泻、腹痛、腹鸣、吞酸、呕吐、便秘、黄疸等病症。

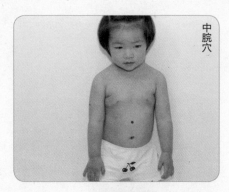

▎下脘穴 ～◎

取穴定位：位于上腹部，前正中线上，当脐中上2寸。

功效主治：健脾养胃，疏导水湿。主治小儿便秘、腹泻、腹痛、胃痛、呕吐、呃逆、食谷不化、肠鸣、痞块、虚肿等病症。

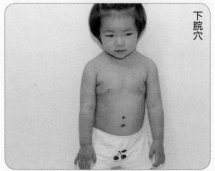

▎水分穴 ～◎

取穴定位：位于上腹部，前正中线上，当脐中上1寸。

功效主治：健脾化湿，利水消肿。主治小儿水肿、小便不通、尿路感染、腹水、肠鸣、腹泻、腹痛、反胃、吐食、小儿囟陷等病症。

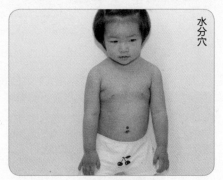

▎神阙穴（肚脐）～◎

取穴定位：位于腹中部，脐中央。

功效主治：温阳散寒，消食导滞。主治小儿腹痛、久泻、脱肛、水肿、虚脱、消化不良、疳积、腹胀等病症。

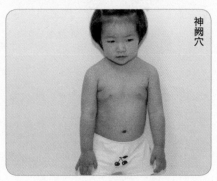

▎章门穴 ◦◦

取穴定位：位于侧腹部，当第十一肋游离端的下方。屈肘合腋时肘尖正对的地方就是。

功效主治：舒肝健脾，理气散结。主治小儿消化不良、肝脾肿大、痞积、腹痛、腹胀、腹泻、胁痛、痞块、肾炎等病症。

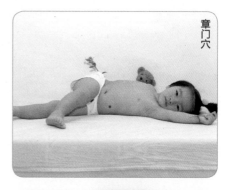

▎天枢穴 ◦◦

取穴定位：位于腹中部，脐中旁开2寸。

功效主治：消食导滞，通便止痛。主治小儿腹痛、腹胀、便秘、腹泻、痢疾、食积不化、急慢性肠胃炎等病症。

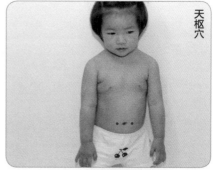

▎气海穴 ◦◦

取穴定位：位于下腹部，前正中线，脐下1.5寸。

功效主治：补益气血，强健脾肾。主治小儿发育不良、形体羸瘦、脏气衰惫、乏力、水谷不化、绕脐疼痛、腹泻、痢疾、便秘、小便不利、遗尿、疝气等病症。

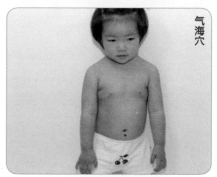

▎关元穴 ◦◦

取穴定位：在位于下腹部，前正中线，脐下3寸。

功效主治：培补元气，泄浊通淋。

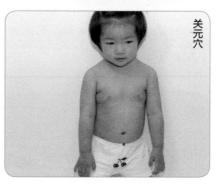

主治小儿遗尿、尿血、尿频、尿潴留、尿道痛、手脚冰冷、荨麻疹、小腹疼痛、疝气、消化不良、吐泻、食欲不振、慢性腹泻、虚性腹胀、脱肛等病症。

┃大横穴

取穴定位：位于腹中部，脐中旁开4寸。

功效主治：温中散寒，调理肠胃。主治小儿脾胃虚寒、泄泻、便秘、腹痛等病症。

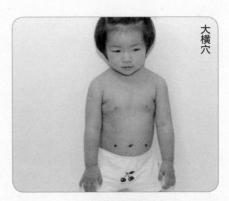

大横穴

┃水道穴

取穴定位：位于下腹部，当脐中下3寸，距前正中线2寸。

功效主治：清热利湿，利水消肿。主治小儿小腹胀满、睾丸鞘膜积液、小便不利、膀胱湿热、水肿、尿潴留、小腹胀痛、遗尿、疝气、肾炎等病症。

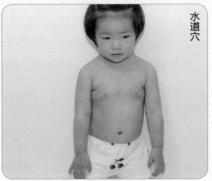

水道穴

❸ 肩背腰骶部穴位

┃大椎穴

取穴定位：位于颈部，第七颈椎棘突下凹陷处。

功效主治：清热解表，升阳补虚。主治小儿感冒、热病、疟疾、咳嗽、喘逆、项强、肩背痛、腰脊强、角弓反张、小儿惊风、癫狂痫证、五劳虚损、七伤

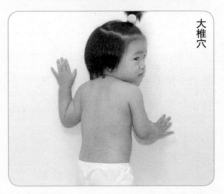

大椎穴

乏力、中暑、霍乱、呕吐、黄疸、风疹、
小儿麻痹后遗症、小儿舞蹈病等病症。

▌肩井穴

取穴定位：位于肩部，当大椎与肩
峰端连线的中点，即乳头正上方与肩线
交接处。

功效主治：祛风清热，通经活络。
主治小儿肩酸痛、头酸痛、头重脚轻、
眼睛疲劳、耳鸣、上肢抬举不利、落枕
等病症。

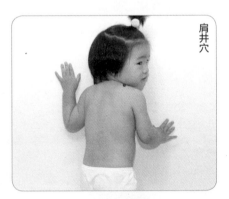

肩井穴

▌定喘穴

取穴定位：位于背部，第七颈椎棘
突下（大椎穴），旁开0.5寸处。

功效主治：止咳平喘，宣肺理气。
主治小儿哮喘、支气管炎、支气管哮喘、
百日咳、落枕、肩背痛等病症。

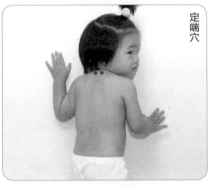

定喘穴

▌风门穴

取穴定位：位于背部，当第二胸椎
棘突下，旁开1.5寸。

功效主治：解表通络，祛风散寒。
主治小儿伤风、咳嗽、发热、头痛、项强、
胸背痛等病症。

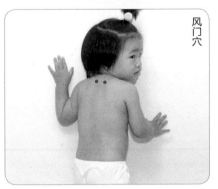

风门穴

▌身柱穴

取穴定位：位于背部，第三胸椎棘
突下凹陷处。

功效主治：补气益阳，强身健脑。主治小儿身热、咳嗽、气喘、惊厥、癫痫、脊背强痛、疔疮、百日咳、支气管炎、肺炎、肺结核、消化不良、吐乳、食欲不振、惊风、瘫病等病症。

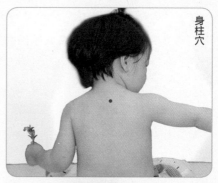

身柱穴

▌天宗穴

取穴定位：位于肩胛部，大致在肩胛骨的正中，冈下窝中央凹陷处，与第四胸椎相平。

功效主治：舒经活络，理气消肿。主治小儿脑瘫、小儿麻痹后遗症、小儿肌性斜颈、假性发育、肩背疼痛、项强、胸胁支满等病症。

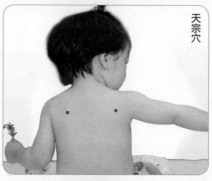

天宗穴

▌肺俞穴

取穴定位：位于背部，第三胸椎棘突下，旁开1.5寸。

功效主治：舒风解表，宣肺止咳。主治小儿咳嗽、气喘、吐血、流涕、胸闷、胸痛、龟背、骨蒸、潮热、盗汗、鼻塞、鼻炎等病症。

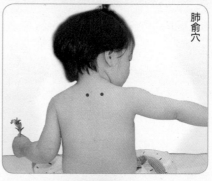

肺俞穴

▌灵台穴

取穴定位：位于背部，第六胸椎棘突下凹陷中。

功效主治：益气补阳，祛风散寒。主治小儿喘哮久咳、脊痛项强、寒热感冒、脾热、痈疽疔疮等病症。

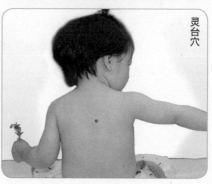

灵台穴

▌膈俞穴 ～◎

取穴定位：位于背部，第七胸椎棘突下，旁开1.5寸处。

功效主治：理气宽胸，活血通脉。主治小儿慢性出血性疾病、贫血、呃逆、神经性呕吐、荨麻疹、皮肤病、潮热、盗汗等病症。

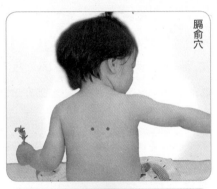

膈俞穴

▌肝俞穴 ～◎

取穴定位：位于背部，第九胸椎棘突下，旁开1.5寸。

功效主治：疏肝理气，行气止痛。主治小儿黄疸、胁痛、胃痛、吐血、衄血、眩晕、夜盲、目赤痛、青光眼、癫狂、痫症、脊背痛、急慢性肝炎、胆囊炎、神经衰弱、肋间神经痛等病症。

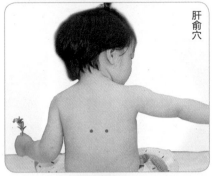

肝俞穴

▌胆俞穴 ～◎

取穴定位：位于背部，第十胸椎棘突下，旁开1.5寸。

功效主治：宽胸理气，清利湿热。主治小儿胆囊炎、肝炎、黄疸、口苦、胁痛、胸闷、胸膜炎、贫血、肺结核、潮热等病症。

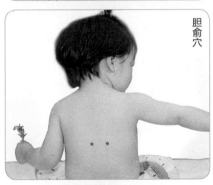

胆俞穴

▌脾俞穴 ～◎

取穴定位：位于背部，第十一胸椎棘突下，旁开1.5寸。

功效主治：健脾利湿，和胃益气。

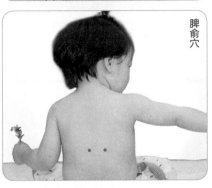

脾俞穴

主治小儿胃溃疡、胃炎、胃下垂、胃痉挛、胃扩张、胃出血、神经性呕吐、消化不良、肠炎、痢疾、肝炎、贫血、进行性肌营养不良、肝脾肿大、慢性出血性疾病、肾下垂、肾炎、小儿夜盲、荨麻疹、背痛以及其他慢性虚损性疾病等病症。

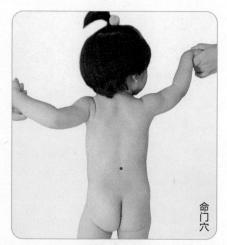

命门穴

▌命门穴 ～❀

取穴定位：位于腰部，第二腰椎棘突下凹陷处。

功效主治：温肾壮阳，利水消肿。主治小儿遗尿、五更泻、手脚冰凉、耳鸣、耳聋、头痛、水肿、哮喘、脱肛、腹胀、腹痛、发育不良、疳积、肥胖、五软五迟（五软：头项软、口软、手软、足软、肌肉软；五迟：行迟、语迟、发迟、齿迟）等病症。

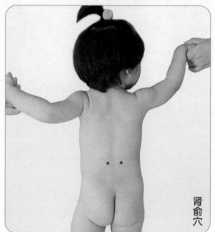

肾俞穴

▌肾俞穴 ～❀

取穴定位：位于腰部，第二腰椎棘突下，旁开1.5寸。

功效主治：益肾壮阳，聪耳定喘。主治小儿腹痛、腹泻、佝偻病、便秘、遗尿、水肿、耳鸣、耳聋、腰痛、下肢痿软无力等病症。

▌腰阳关穴 ～❀

取穴定位：位于腰部，第四腰椎棘突下凹陷处。

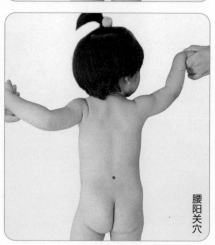

腰阳关穴

功效主治：补肾强腰，强健骨骼。主治小儿麻痹症、腹痛、腹泻、佝偻病、便秘、遗尿、水肿、耳鸣、耳聋、腰痛、下肢痿软无力等病症。

▌大肠俞穴 ～◎

取穴定位：位于腰部，第四腰椎棘突下，旁开1.5寸。

功效主治：理气降逆，调和肠胃。主治小儿消化不良、坐骨神经痛、肾炎、腹胀、腹泻、便秘、咳嗽、腰痛等病症。

▌小肠俞穴 ～◎

取穴定位：位于骶部，当骶正中嵴旁1.5寸，平第一骶后孔。

功效主治：行气利湿，通经散热。主治小儿遗尿、尿血、小腹胀痛、泄泻、痢疾、疝气、腰腿疼等病症。

▌长强穴（龟尾穴）～◎

取穴定位：位于尾骨尖端与肛门连线的中点处。

功效主治：通调督脉，通经散热。主治小儿发热、便血、遗尿、痔疮、脱肛、泄泻、便秘、腰脊痛、惊风、尾骶骨痛、痫症、腰神经痛等病症。

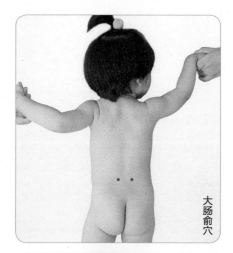

大肠俞穴

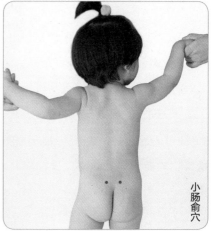

小肠俞穴

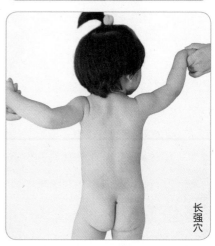

长强穴

4 上肢部穴位

天府穴

取穴定位：位于前臂内侧面，肱二头肌桡侧缘，腋前纹头下3寸处。

功效主治：舒经活络，宽胸理肺。主治小儿咳嗽、喘息、鼻衄、瘿气、热病汗不出、咽肿、过敏性鼻炎、上臂前外侧痛等病症。

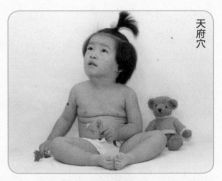

天府穴

曲池穴

取穴定位：位于肘横纹外侧端，屈肘，当尺泽穴与肱骨外上髁连线中点。

功效主治：散风清热，调和营卫。主治小儿皮肤粗糙、手肘疼痛、眼疾、牙疼；上肢瘫、麻、痛；贫血、咽喉肿痛、牙痛、目赤肿痛、瘰疬、瘾疹、热病上肢不遂、手臂肿痛、腹痛、吐泻、癫狂等病症。

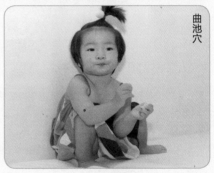

曲池穴

尺泽穴

取穴定位：位于肘横纹中，肱二头肌腱桡侧凹陷处。

功效主治：清肺散热，止咳平喘。主治小儿喉咙疼痛、咳嗽、咳血、哮喘、感冒、肘部疼痛、手臂疼痛、心悸、肺炎、气管炎、心烦、过敏、午后潮热等病症。

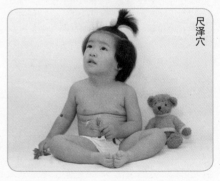

尺泽穴

▌内关穴 ～⌇

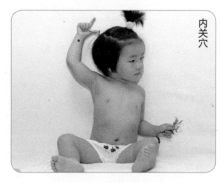

内关穴

取穴定位：位于前臂正中，腕横纹上 2 寸。

功效主治：宁心安神，理气止痛。主治小儿晕车、手臂疼痛、头痛、眼睛充血、恶心想吐、胸肋痛、上腹痛、心绞痛、胃痛、呕吐、失眠、呃逆、腹泻、精神异常等病症。

▌神门穴 ～⌇

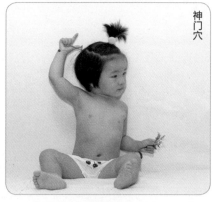

神门穴

取穴定位：位于腕部，腕掌侧横纹尺侧端，尺侧腕屈肌腱的桡侧凹陷处。

功效主治：宁心安神，助眠益智。主治小儿心烦、惊悸、怔忡、健忘、失眠、失神、胸胁痛、神经衰弱、便秘、掌中热等病症。

▌劳宫穴 ～⌇

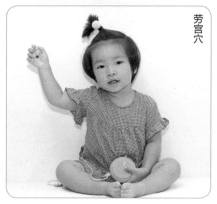

劳宫穴

取穴定位：位于手掌心，当第二、第三掌骨之间偏于第三掌骨，握拳屈指时中指尖处。

功效主治：清热除烦，疏风解表。主治小儿昏迷、烦躁不安、发热、受惊、感冒、中暑、癔症、口腔炎、齿龈糜烂、多梦盗汗等病症。

▌鱼际穴 ～🎵

取穴定位：位于手拇指本节（第一掌指关节）后凹陷处，约当第一掌骨中点桡侧，赤白肉际处。

功效主治：健脾和胃，止咳化痰。主治小儿咳嗽、气喘、咯血、胸痛、发热、咽喉肿痛、失音、食欲不振、呕吐、肘臂手指挛痛、小儿疳积等病症。

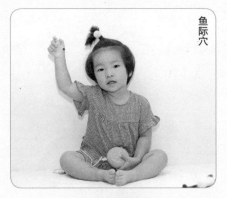

鱼际穴

▌太渊穴 ～🎵

取穴定位：位于人体腕掌侧横纹桡侧，桡动脉搏动处。

功效主治：通调血脉，止咳化痰。主治小儿气喘、咯血、目赤发热、气管炎、胸闷、咳嗽、手腕痛、咽喉肿痛等病症。

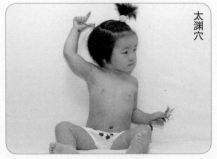

太渊穴

▌少商穴 ～🎵

取穴定位：位于拇指桡侧指甲角旁0.1寸。

功效主治：宣肺解郁，清热止咳。主治小儿咽喉肿痛、鼻衄、高热、昏迷、癫狂、心烦不安、胸闷、呕吐、掌热、口疮等病症。

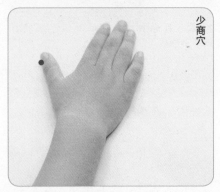

少商穴

▌外关穴 ～🎵

取穴定位：位于前臂背侧，腕背侧远端横纹上2寸，尺骨与桡骨间隙中点。

功效主治：疏风解表，补阳益气。

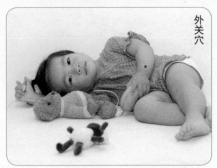

外关穴

主治小儿目赤肿痛、热病，耳聋、耳鸣、瘰疬、胁肋痛、上肢痿痹不遂等病症。

阳池穴

取穴定位：位于腕背部横纹中，当指伸肌腱的尺侧凹陷处。

功效主治：升发阳气，沟通表里。主治小儿湿疹、疟疾、消渴、目赤肿痛、耳聋、遗尿、热病、腕痛等病症。

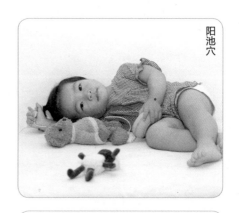

阳池穴

合谷穴

取穴定位：位于第一、第二掌骨之间，当第二掌骨桡侧之中点处。

功效主治：宣热降浊，疏通气血。主治小儿消化不良、牙痛、身热、头痛、眩晕、目赤肿痛、鼻衄鼻渊、咽喉肿痛、齿痛面肿、耳聋、失音、牙关紧闭、口眼歪斜、痄腮、发热、恶寒、咳嗽、无汗或多汗、疟疾、脘腹疼痛、呕吐、便秘、痢疾、小儿惊风、抽搐、癫狂、癫痫、瘾疹、皮肤瘙痒、疔疮、丹毒；肩臂疼痛、手指肿痛、麻木、半身不遂等病症。

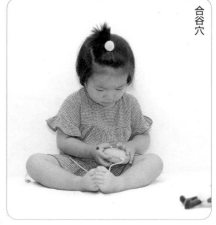

合谷穴

中渚穴

取穴定位：位于手背，第四、第五掌骨小头后缘之间凹陷中，当液门穴直上1寸处。

功效主治：通络清热，开窍益聪。主治小儿头痛、目赤、耳鸣、耳聋、咽

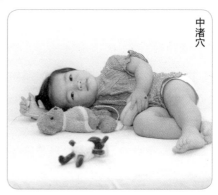

中渚穴

喉肿痛、中耳炎、热病、肩背肘臂酸痛、手指不能屈伸等病症。

⑤ 下肢部穴位

环跳穴

取穴定位：位于臀外下部，当股骨大转子最凸点与骶管裂孔连线的外 1/3 与中 1/3 交点处。

功效主治：祛风化湿，强健腰膝。主治小儿腰腿痛、下肢痿痹、半身不遂、坐骨神经痛、遍身风疹、膝踝肿痛等病症。

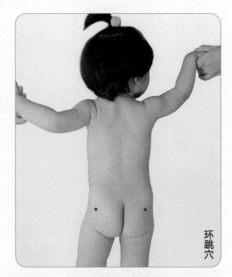

环跳穴

委中穴

取穴定位：位于人体的腘横纹中点，当股二头肌腱与半腱肌肌腱的中间。

功效主治：舒经通络，散瘀活血。主治小儿腰背痛、下肢痿痹、腹痛、急性吐泻、小便不利、遗尿、生长痛、发育迟缓等病症。

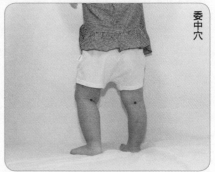

委中穴

承山穴

取穴定位：位于小腿后面正中，委中穴与昆仑穴之间，当伸直小腿或足跟上提时腓肠肌肌腹下出现尖角凹陷处。

功效主治：通经活络，理气止痛。主治小儿小腿肚抽筋、脚部劳累、膝盖劳累、腰背痛、腰腿痛、便秘、脱肛、腹泻、痔疮等病症。

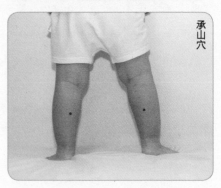

承山穴

昆仑穴

取穴定位：位于外踝后方，当外踝尖与跟腱之间的凹陷处。

功效主治：祛湿散热，舒经活络。主治小儿头痛、项强、目眩、鼻衄、疟疾、肩背拘急、腰痛、热病、脚跟痛、小儿痫症、眼疾、怕冷、腹气上逆、肠结石、下痢等病症。

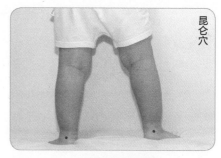

昆仑穴

光明穴

取穴定位：位于人体的小腿外侧，当外踝尖上5寸，腓骨前缘。

功效主治：疏散气血，明目通络。主治小儿目痛、近视、偏头痛、小腿酸痛、青光眼、白内障、癫痫、夜盲、膝痛、下肢痿痹、颊肿等病症。

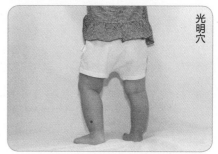

光明穴

血海穴

取穴定位：位于大腿内侧，髌底内侧端上2寸，当股四头肌内侧头的隆起处，屈膝取穴。

功效主治：祛瘀止痛，健脾化湿。主治小儿生长痛、皮肤瘙痒、瘾疹、湿疹、荨麻疹、膝痛、腹胀、脾虚腹泻等病症。

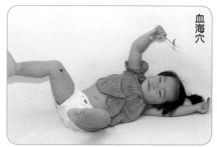

血海穴

阳陵泉穴

取穴定位：位于小腿外侧，当腓骨头前下方凹陷处。

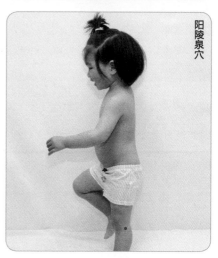

阳陵泉穴

功效主治：清热利湿，舒经通络。主治小儿半身不遂、下肢痿痹、麻木、膝膑肿痛、胁肋痛、口苦、呕吐、黄疸、小儿惊风、坐骨神经痛、肝炎、胆囊炎、胆道蛔虫症、膝关节炎、小儿舞蹈病等病症。

┃曲泉穴～

取穴定位：位于膝内侧横纹端上方凹陷中。

功效主治：除湿降浊，疏肝理气。主治小儿小腹痛、泄泻、脐疝、小便不利、癃闭、膝股疼痛、下肢痿痹、眩晕、心腹疼痛等病症。

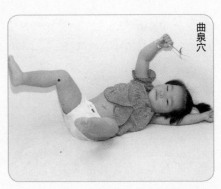

曲泉穴

┃三阴交穴～

取穴定位：位于小腿内侧，当足内踝尖上3寸，胫骨内侧缘后方。

功效主治：通经活络，调和气血。主治小儿腹痛、肠鸣、腹胀、泄泻、便溏、遗尿、疝气、足痿、失眠、神经衰弱、瘾疹、荨麻疹、神经性皮炎、贫血、乏力、消化不良、四肢冰凉等病症。

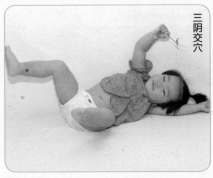

三阴交穴

┃太溪穴～

取穴定位：位于足踝区，内踝尖与跟腱之间的凹陷处。

功效主治：清热止渴，补肾益阳。主治小儿头痛、目眩、咽喉肿痛、牙痛、

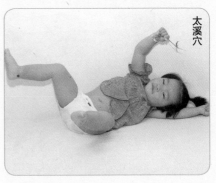

太溪穴

耳聋、耳鸣、咳嗽、腰脊痛、下肢厥冷、内踝肿痛、哮喘、小便频数、便秘等病症。

中封穴

取穴定位：在足背侧，当足内踝前，商丘与解溪连线之间，胫骨前肌腱的内侧凹陷处。

功效主治：息风行气，活血散热。主治小儿肝病、浮肿、疟疾、低热、疝气、胁痛、身黄有微热、不嗜食、绕脐痛、鼓胀、遗尿、小便不利、腰痛、足厥冷、内踝肿痛、行步艰难、咽干、喉肿、痉挛、膝肿等病症。

上巨虚穴

取穴定位：位于小腿前外侧，当犊鼻下6寸，距胫骨前缘一横指。

功效主治：调和肠胃，通经活络。主治小儿下肢痿痹、膝痛、腹胀、腹痛、阑尾炎、胃肠炎、膝胫酸痛、脚气、泄泻、痢疾、肠鸣、便秘等病症。

下巨虚穴

取穴定位：位于小腿前外侧，当犊鼻下9寸，距胫骨前缘一横指。

功效主治：调和肠胃，安神定志。主治小儿下肢痿痹、膝痛、小腹疼痛、泄泻、痢疾、肠鸣、便秘等病症。

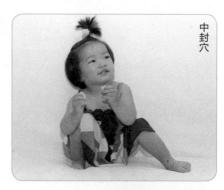

中封穴

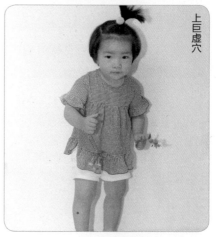

上巨虚穴

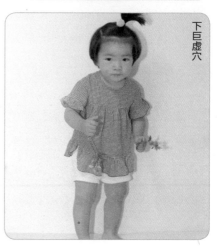

下巨虚穴

▍丰隆穴 ～

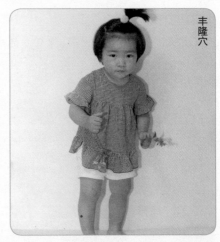

丰隆穴

取穴定位：位于小腿前外侧，当外踝尖上8寸,条口外,距胫骨前缘二横指。

功效主治：调理肠胃，通经活络。主治小儿头痛、眩晕、痰多咳嗽、呕吐、腹胀、腹痛、便秘、水肿、癫痫、惊风、下肢痿痹等病症。

▍丘墟穴 ～

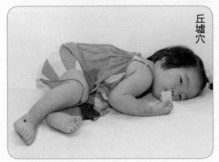

丘墟穴

取穴定位：位于足外踝的前下方，当趾长伸肌腱的外侧凹陷处。

功效主治：疏肝利胆，舒经活络。主治小儿颈项痛、腋下肿、胸胁痛、下肢痿痹、外踝肿痛、疟疾、疝气、目赤肿痛、目生翳膜、足跟痛、脚扭伤等病症。

▍侠溪穴 ～

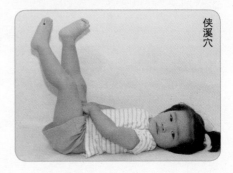

侠溪穴

取穴定位：位于足背，第四、第五趾之间的趾缝端，趾蹼缘后方赤白肉际处。

功效主治：疏肝利胆，消肿止痛。主治小儿头眩、颔痛、热病、狂疾、目外眦赤痛、目痒泪多、耳鸣、耳聋、胸胁支满、膝外廉痛、小腹肿痛、足跗肿等病症。

▎内庭穴 ～◑

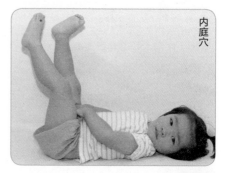

取穴定位：位于足背，当第二、第三跖骨结合部前方凹陷处。

功效主治：消食导滞，理气止痛。主治小儿食积、齿痛、咽喉肿痛、小儿惊风、抽搐、癫痫、消化不良、食物中毒、急慢性胃肠炎、扁桃体炎、口臭、鼻衄、胃病吐酸、腹胀、泄泻、痢疾、便秘、热病、足背肿痛等病症。

▎太冲穴 ～◑

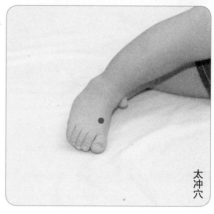

取穴定位：位于足背侧，第一、第二跖骨结合部之前凹陷处。

功效主治：疏肝养血，安神定志。主治小儿头痛、眩晕、疝气、癃闭、遗尿、小儿惊风、癫狂、痫证、胁痛、腹胀、黄疸、呕逆、咽痛嗌干、目赤肿痛、膝股内侧痛、足跗肿、下肢痿痹、夜晚磨牙等病症。

▎太白穴 ～◑

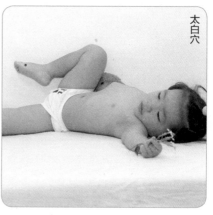

取穴定位：在足内侧缘，当足大趾本节（第一跖趾关节）后下方赤白肉际凹陷处。

功效主治：清热止痛，补益脾胃。主治小儿肠鸣、腹泻、腹胀、胃痛、消化不良、咳嗽、便秘、痢疾等病症。

▌公孙穴 ～◯

取穴定位：在足内侧缘，第一跖骨基底部的前下方，赤白肉际处。

功效主治：疏利气机，健脾和胃。主治小儿呕吐、积食、口疮、胃炎、消化不良、腹胀、胃痛腹痛、泄泻、痢疾等病症。

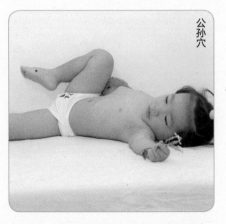

▌然谷穴 ～◯

取穴定位：在足内侧缘，足舟骨粗隆下方，赤白肉际处。

功效主治：升清降浊，清热利咽。主治小儿喉痹、咯血、咽喉肿痛、扁桃体炎、咽喉炎、消渴、小儿脐风、小便不利、口噤不开、下肢痿痹、足跗痛、扭挫伤等病症。

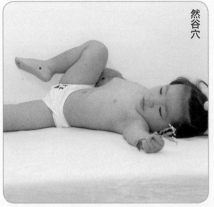

▌照海穴 ～◯

取穴定位：在足内侧部，内踝正下方凹陷处。

功效主治：滋阴清热，安定神志。主治小儿急性扁桃体炎、慢性咽喉炎、热病、咽喉干燥、痫证、失眠、嗜卧、惊恐不宁、目赤肿痛、疝气、小便频数等病症。

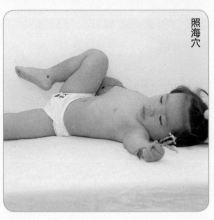

第五章

28 种小儿常见
疾病的艾灸调理方法

明·彭用光《原幼心书》：

小儿羸瘦，饮食少进，不生肌肉，

灸胃俞二穴，各一壮。

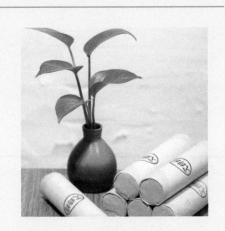

小儿的脏腑功能还没有发育成熟，身体的防御机制还没有发育完备，所以会比大人更容易出现感冒、发烧、咳嗽、肚子痛、腹泻、消化不良等症状。无论是外感还是内伤，新病还是旧疾，疾病的治疗和身体的恢复都需要一个过程，少则两三天，多则几个月，没有经验的家长只会干着急，手足无措。此时，如果爸爸妈妈能够学习使用小儿艾灸，能够在孩子生病的时候去帮助支持孩子的身体解决这些常见的小问题，那么孩子的身体就会在第一时间获得正气的补充，疾病也会更快地被治愈。尤为重要的一点是，父母还经由孩子的生病获得了一个学习和了解身心运转、深入实践中医的机会，能够在学习实践中成长为更加有力量、有方法的父母。

　　本章针对小儿常见的28种疾病，在辨证的基础上，给出了具体的艾灸穴方，并配上了施灸的步骤图，供大家更加直观地学习和参考。一般来说，小儿常见的风寒感冒，如发烧、咳嗽、头痛、鼻塞等生病症状，连续施灸两三次就可以痊愈，有些慢性症状，比如白日咳、慢性湿疹、鼻炎、哮喘、疳积、抽动症等，则需要更长的时间，一般按照疗程施灸 1~3 个月就会得到很大的改善。给孩子施灸头面及胸、腹、腰、背的穴位时，0~3 岁的小孩每次每穴需灸 10 分钟，3~6 岁的小孩每次每穴需灸 10~15 分钟，而 6 岁以上小孩每次每穴需灸 15 分钟，四肢穴位则每次每穴灸 8~10 分钟就可以了。

一、感冒

　　引起小儿感冒的原因很多，尤其与气候变化的关系最为密切。因孩子脏腑娇嫩，形气未足，抵抗能力较差，易受寒、受风、受热而致感冒。

（1）风热感冒

症状：发热身重、头胀痛、咽喉肿痛、咳嗽、痰黏且黄、鼻塞、流黄涕。

艾灸调理：大椎、肝俞、肚脐、鱼际。

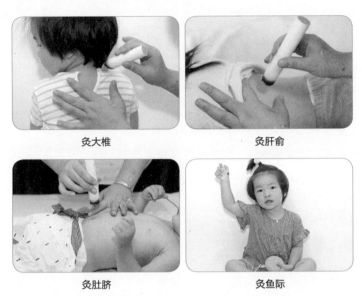

灸大椎　　　　　　　　　　　灸肝俞

灸肚脐　　　　　　　　　　　灸鱼际

配合：1）风热初起，可以先在孩子脖子和后背膀胱经俞穴刮痧

　　　2）可以用真空拔罐器拔背部膀胱经俞穴散风驱热

（2）风寒感冒

症状：浑身酸痛、鼻塞、流清鼻涕、打喷嚏、流眼泪、咳吐清痰。

艾灸调理：大椎、命门、肚脐、外关。

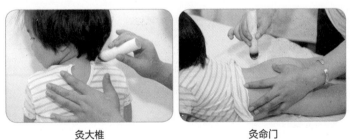

灸大椎　　　　　　　　　　　灸命门

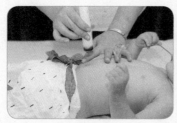
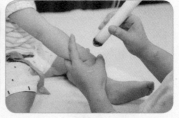

灸肚脐　　　　　　　　　　　　灸外关

　　调理疗程：感冒要及时调理，常常施灸一两次感冒症状就消失了。可以根据孩子实际受风寒或风热状况来调整艾灸次数。

　　预防与护理：饮食要清淡，尽量吃温暖好消化的食物，少食肉、水果、甜饮料。

二、发热

　　小孩常见的发热原因有三种，一是外感发热，小儿体质偏弱，抵抗能力较差以及小儿冷热不能自我调节，易被风寒湿热邪气侵袭；二是积食发热，由于后天营养失调或饮食不节导致饮食积郁而化热；三是阴虚内热，孩子因为久病而致五脏气血两虚或又感受外邪内伤，导致阴液亏损而引起发热。

　　（1）外感发热
　　症状：突然高热、头痛、怕冷、鼻塞流清涕、舌苔薄白、指纹鲜红。
　　艾灸调理：大椎、脾俞、肚脐和列缺。

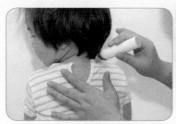
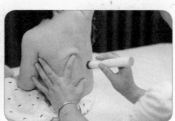

灸大椎　　　　　　　　　　　　灸脾俞

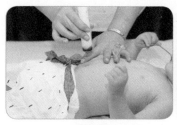
灸肚脐

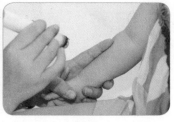
灸列缺

（2）积食发热

症状：高热、面红、气促、不思饮食、便秘烦躁、渴饮、舌红苔燥、指纹深紫。

刮痧：从大椎到脾俞刮痧。

艾灸调理：身柱、脾俞、中脘、合谷。

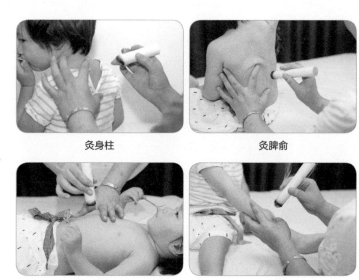

灸身柱

灸脾俞

灸中脘

灸合谷

（3）阴虚内热

症状：午后发热、手足心热、爱出脚汗、盗汗，容易饿、爱吃零食，急躁易怒，苔腻，指纹淡紫。

艾灸调理：身柱、命门、中脘、三阴交。

调理疗程：常常施灸一两次发烧症状就消失了。可以根据实际症状或者疾病

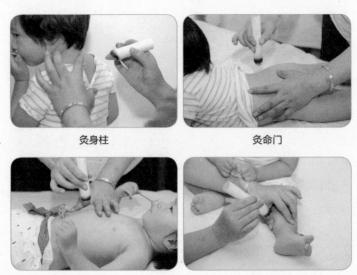

灸身柱　　　　　　　　　　　灸命门

灸中脘　　　　　　　　　　　灸三阴交

的传变来调整艾灸次数。

预防与护理：

1）父母要仔细观察孩子的精神状态和其他症状，以辨别孩子的病情。

2）发烧期间要减少高蛋白质食物的摄入，为孩子提供清淡、温暖、好消化的饭菜，以免反复发热。尽量避免肉食、奶酪、水果、牛奶、比萨、鸡蛋、甜冷饮等。

3）小儿在生病期间需要充分的休息，养足气血。

三、咳嗽

咳嗽是小儿呼吸系统疾病的主要症状之一，是孩子最常见的疾病，一般一年四季都可能发病。小儿咳嗽一般有三种类型：一是风寒咳嗽；二是风热咳嗽；三是痰湿咳嗽。

（1）风寒咳嗽

症状：咳嗽有痰或无痰，鼻塞流清涕，头痛怕冷，舌苔淡白，指纹淡红。

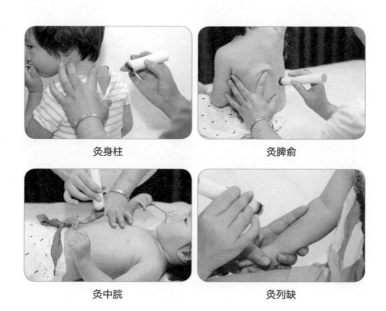

灸身柱　　　　　　　　　　　　灸脾俞

灸中脘　　　　　　　　　　　　灸列缺

艾灸调理：身柱、脾俞、中脘和列缺。

（2）风热咳嗽

症状：咳嗽有黄痰，鼻流黄涕，咽干唇红面赤，舌苔微腻发黄，指纹色紫。

艾灸调理：身柱、大肠俞、肚脐和合谷。

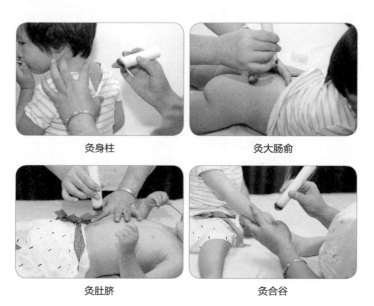

灸身柱　　　　　　　　　　　　灸大肠俞

灸肚脐　　　　　　　　　　　　灸合谷

（3）痰湿咳嗽

症状：痰多、痰白易出，经常出现饮食不佳、大便黏腻等现象。

艾灸调理：身柱、脾俞、中脘和丰隆。

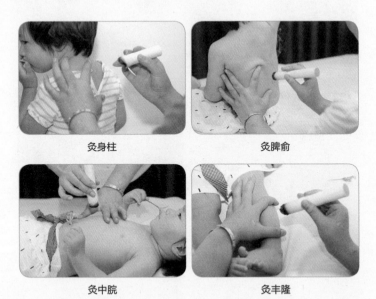

灸身柱　　　　　　　　　　灸脾俞

灸中脘　　　　　　　　　　灸丰隆

调理疗程：一般新感受的风寒或风热咳嗽，施灸一两次咳嗽症状就会消失。痰湿咳嗽往往要调理4~5次才能痊愈，肺脾虚弱的孩子久咳无力，施灸后会有咳声增多的情况，这是艾灸补充阳气后正气增强、驱邪外出的表现，实际症状或者疾病的传变因人而异，家长要细心观察孩子以调整艾灸次数。

预防与护理：

1）小儿咳嗽有可能是其他脏腑功能失调引起的，父母要仔细观察孩子的精神状态和其他症状，以帮助医生辨别孩子的病情。

2）咳嗽期间减少高蛋白质食物的摄入，为孩子提供清淡、温暖、好消化的饭菜，以免咳嗽反复。尽量不要让孩子吃比如肉食、奶酪、牛奶、比萨、鸡蛋、凉菜等食物。

3）痰多的咳嗽，不宜给孩子喝甜饮、冷饮，也不宜吃水果，以免减弱脾胃功能，导致产生更多的痰涎。

4）孩子在生病期间需要充分休息，养足气血，不宜去人多嘈杂的地方。

四、慢性鼻炎

如果父母观察到孩子运动出汗时鼻子通畅，静坐或躺卧时或遇冷后，鼻塞加重，鼻涕较多，父母就需要提防孩子是否得了鼻炎。鼻炎是目前常见多发的一种病症。外感风寒和饮食不节是导致鼻炎的两个主要原因。

（1）风寒侵袭

症状：鼻塞严重，流涕色白清稀，怕冷发热，无汗，头身疼痛，舌苔薄白。

艾灸调理：上星、身柱、中脘、外关。

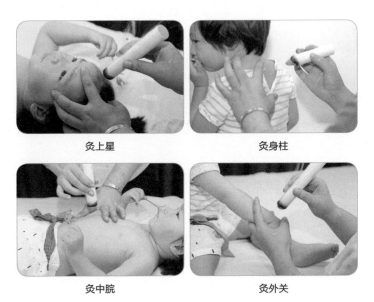

灸上星　　　　　　　　　灸身柱

灸中脘　　　　　　　　　灸外关

（2）风热侵袭

症状：鼻塞，口鼻呼气热，流涕色黄而稠，发热怕风，有汗，口渴，有时咳嗽，舌苔厚腻，食欲旺盛。

艾灸调理：通天、大椎、下脘、合谷。

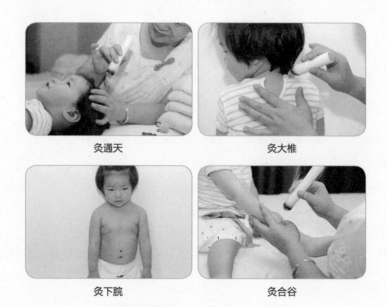

灸通天　　　　　　　　　　灸大椎

灸下脘　　　　　　　　　　灸合谷

（3）肺脾虚弱

症状：鼻塞，鼻涕色白量多而稀，伴有疲倦乏力，手脚发凉，食欲不振，腹胀便溏，面色萎黄。

艾灸调理：上星、身柱、肚脐、尺泽。

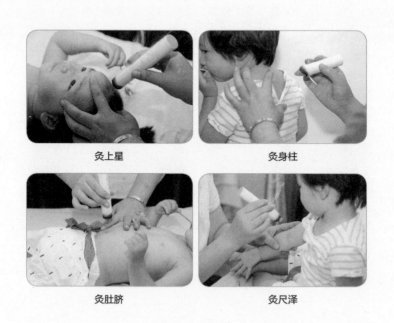

灸上星　　　　　　　　　　灸身柱

灸肚脐　　　　　　　　　　灸尺泽

调理疗程：前三天每日艾灸一次，然后间隔一日灸一次，或间隔两日灸一次，可连续调理1~3个月，甚至半年或一年以上。在节气时，连续施灸三天或在夏季三伏天，冬季三九天隔天灸一次，一共调理十五次。

预防与护理：

1）预防感冒是防止鼻炎反复发作的关键，平日要注意给孩子及时增减衣物，寒冷季节要注意保暖。

2）吃清淡、温暖、好消化的饭菜，吃饭时注意细嚼慢咽，不吃冷饮，少吃水果、油腻的食物，晚饭勿过饱。

3）家长注意吃饭时不催促、不强喂，让孩子自由、轻松地吃饭。

4）远离污染性气体，避免吸入刺激性的气体、粉尘、烟霾等。

五、哮喘

哮喘是孩子常见的一种呼吸道疾病，一年四季都可能发病，寒冷季节，气候急剧变化时，发病者更多。

发病原因有内因和外因两种，内因是由于宝宝自身的肺、胃、肾发育不良，又受到外界的风寒侵袭，淤积的痰浊阻塞了肺部，导致肺部失去原有的协调功能，出现痰鸣、喘逆、呼吸困难等症状。

症状：哮喘是小儿时期常见的疾病，主要特征是呼吸时发出哮鸣声，呼气延长，喉间有痰鸣音，严重者张口抬肩不能平卧。

艾灸调理：身柱、灵台、中脘、尺泽。

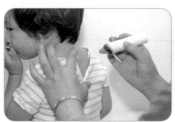
灸身柱

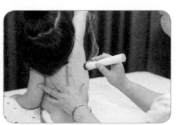
灸灵台

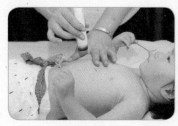
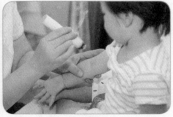

灸中脘　　　　　　　　　　　灸尺泽

调理疗程：发作期每天灸一次，连续施灸七次，缓解期隔天灸一次，灸十次。在节气时，连续施灸三天或在三伏天、三九天隔天灸一次，一共调理十五次。

预防与护理：

1）日常生活中，注意保暖预防感冒，气候变化要及时增减衣服。

2）饮食要清淡、温暖、好消化，不宜过饱。

3）避免吸入烟尘和刺激性气体。

4）合理运动，不要过度劳累。

六、肺炎

宝宝最常见的肺炎为支气管肺炎，发病以婴幼儿居多。小宝宝机体抵抗力下降时最易发生。以冬春寒冷季节及气候骤然变化时多见。

（1）风热侵袭导致的肺炎

症状：发热、怕冷、口渴，痰黏、色白、量少，胸胁隐痛，舌苔薄黄。

艾灸调理：身柱、肾俞、肚脐和尺泽。

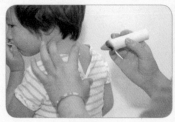
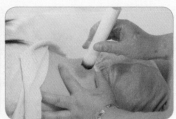

灸身柱　　　　　　　　　　　灸肾俞

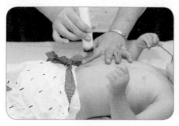
灸肚脐

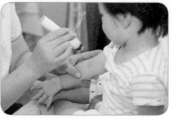
灸尺泽

（2）痰热导致的肺炎

症状：高热面赤，总想喝水，咳嗽痰黄而黏，或夹血丝，或为铁锈色痰，呼吸困难，气粗，舌红，舌苔黄腻。

艾灸调理：身柱、脾俞、下脘和丰隆。

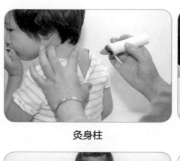
灸身柱

灸脾俞

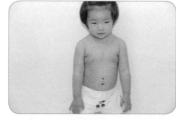

灸下脘

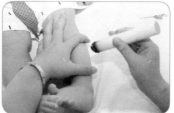
灸丰隆

调理疗程：生病期间每天灸一次，连续施灸 3~5 次；缓解期隔天灸一次，连续灸 3 次。

预防与护理：

1）要让孩子安静休息，同时经常变换体位，减少肺部充气，尽量使室内温度适宜、空气新鲜流通。

2）生病期间要给孩子提供温暖、清淡、好消化的饮食，避免油腻、过甜、过咸的食物，不吃蛋糕、巧克力、比萨、牛肉、鱼、虾、蟹等。

3）生病期间不宜进行太消耗体力的活动，比如跑步、爬山等，以免加重病情。

七、百日咳

百日咳多发于冬春季节，主要传染病源为患儿。百日咳杆菌能够随咳嗽飞沫直接传播，也可以通过器皿、玩具间接传染，以初期咳嗽或咳嗽的前半期传染性最强。孩子患病后可获得终身免疫。

症状：连续咳嗽，夜咳严重，涕泪交流，咳声短促，往往伴呕吐现象。

艾灸调理：身柱、大肠俞、下脘、列缺。

调理疗程：生病期间每天艾灸一次，连续施灸3~5次，缓解期隔天灸一次，灸7次。

预防与护理：

1）生病期间孩子要多休息，注意保暖，室内空气要新鲜流通。此病病程较

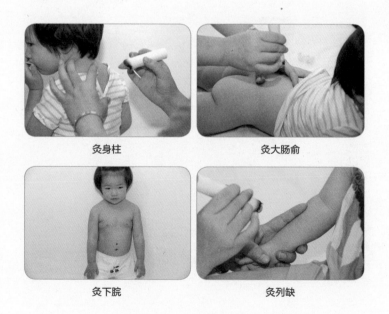

灸身柱　　　　　　　　　　　　灸大肠俞

灸下脘　　　　　　　　　　　　灸列缺

长，家长要耐心给孩子施灸，一般连续调理两个月就会完全治愈，夏季三伏天调理效果尤其明显。

2）生病期间给孩子提供温暖、清淡、好消化的家常饭菜，尽量不喝汽水、冷饮。

3）家庭节奏要符合孩子的成长要求，节奏放松又有规律，氛围要温暖、友爱。吃饭、睡觉时不要训斥孩子，让孩子在关爱、自由、平等、宽松的环境中生活。

4）百日咳患儿尤其在夏季不要吹空调冷风，多晒太阳，在夏季补充阳气后有利于体质的全面改善。

八、咽炎

当孩子因受凉或其他原因导致全身或局部抵抗力下降，病原微生物乘虚而入就会引发急性咽炎。营养不良，经常接触高温、粉尘、有害刺激气体，容易引发慢性咽炎。

（1）风热导致的咽炎

症状：风热侵犯咽部，导致咽干、嗓子痛、咽部灼热，可伴有发热，稍微怕风或怕冷，偶尔有咳嗽，痰黏难咳，舌边尖红，苔薄黄。

刮痧：脖子后面膀胱经及两侧胆经。

艾灸调理：大椎、中脘、合谷。

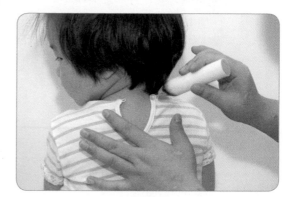

灸大椎

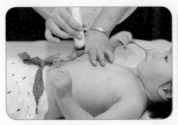
灸中脘

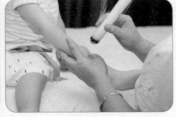
灸合谷

（2）肺胃热盛导致的咽炎

症状：咽部红肿热痛，吞咽困难，伴高热，口渴想喝水，咳嗽，咳痰黄稠，大便秘结，小便黄，舌红，苔黄。

刮痧：脖子后面膀胱经及两侧胆经、胃经、小肠经刮痧，点刺大椎、少商出血。

艾灸调理：大椎、大肠俞、中脘、合谷。

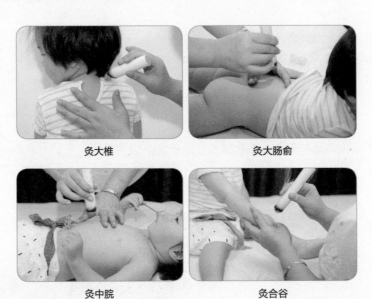
灸大椎　　　　　　　　　　灸大肠俞

灸中脘　　　　　　　　　　灸合谷

（3）肺肾阴虚导致咽炎

症状：咽部灼热、干燥、发痒、微痛，可出现咳嗽、咳痰量少，气短乏力，严重的伴耳鸣，舌淡红，少舌苔。

刮痧：脖子后面膀胱经及两侧胆经。

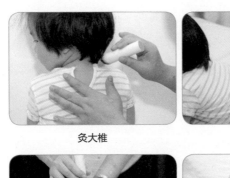
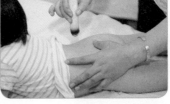

灸大椎 　　　　　　　　　　　灸命门

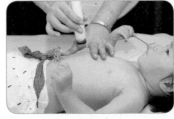
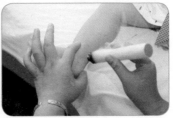

灸中脘 　　　　　　　　　　　灸照海

艾灸调理：大椎、命门、中脘、照海。

调理疗程：生病期间每天灸一次，连续施灸 2~3 次。

预防与护理：

1）吃清淡、温暖、好消化的饮食，不吃冷饮，少吃水果、油腻的食物，晚饭勿过饱。

2）生活要有规律，起居有常，夜卧早起，注意气候变化，及时增减衣服，避免着凉。在睡眠时，避免吹对流风。

3）平时要加强户外活动，多见阳光，增强体质，提高抗病能力。

4）肺肾阴虚引起的咽炎需要调养的周期更长，家长要耐心施灸，一般调理一个月后孩子的体质会明显改变，一些长期症状也会逐渐消失。

九、小儿心肌炎

小儿心肌炎的发作大多是因为感冒没有得到及时治疗，使一些孩子在不经意中患了较为严重的心脏疾病。

心肌炎的初期临床表现各不相同，可表现为"感冒"，也可表现为"肠炎"，也有发热、咽痛、流涕、咳嗽、呕吐、腹泻、皮肤出疹、全身无力等表现；典型症状为心慌心悸、胸闷太息、面色苍白、神疲乏力、胸背疼痛、口唇发紫、四肢发凉；急重症还可出现气急多汗、活动受限、下肢浮肿、头晕眼花，甚至晕厥、休克。

艾灸调理：身柱、脾俞、中脘、内关。

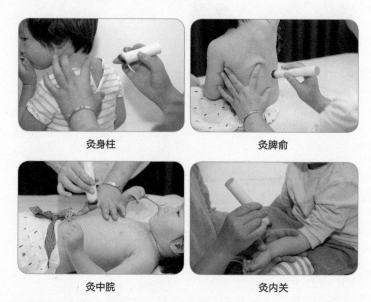

灸身柱　　　　　　　　　　　灸脾俞

灸中脘　　　　　　　　　　　灸内关

调理疗程：生病期间每天灸 1 次，连续施灸 3~5 次。

预防与护理：

1）吃清淡、温暖、好消化的饮食，不吃冷饮，少吃水果、油腻的食物，晚饭勿过饱。

2）生活要有规律，起居有常，夜卧早起，避免着凉。在睡眠时，避免吹对流风。

3）平时要加强户外活动，多见阳光，增强体质，提高抗病能力。

4）注意气候变化，及时增减衣服，注意保暖。

十、腮腺炎

小儿腮腺炎（痄腮）是风温邪毒侵袭人体，从口鼻而入，导致面颊部气血不通，湿热之气郁而不散，使腮部红肿热痛。

（1）发病初期

症状：伴有怕冷发热、头痛、恶心、咽痛，全身不适，食欲不振，轻微咳嗽等症状。

刮痧：三焦经、大肠经。

艾灸调理：大椎、胆俞、肚脐和中渚。

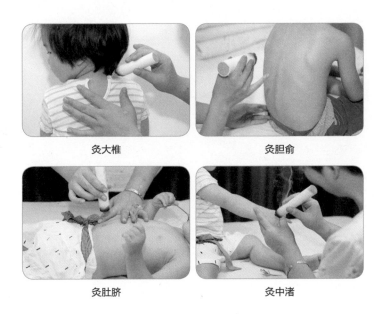

灸大椎　　　　　　　　　　　　灸胆俞

灸肚脐　　　　　　　　　　　　灸中渚

（2）发病中后期

症状：伴有高热头痛、烦躁口渴、精神倦怠的孩子，发病1~2天内即出现腮腺肿大，肿胀部位以耳垂为中心漫肿，边缘不清，有弹性感，局部有些发硬，疼痛或压痛，张口咀嚼时疼痛加剧，整个病程会持续1~2周。

刮痧：三焦经、大肠经刮痧。

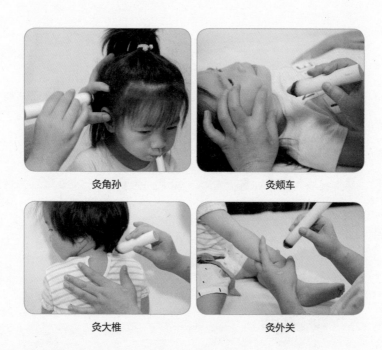

灸角孙 灸颊车

灸大椎 灸外关

艾灸调理：角孙、颊车、大椎、外关。

调理疗程：生病期间每天灸一次，连续施灸2~3次。

预防与护理：

1）吃清淡、温暖、好消化的饮食，不吃冷饮，少吃水果、油腻的食物，晚饭勿过饱。

2）注意气候变化，及时增减衣服。

3）肿痛严重时可以一日施灸两次，一般施灸后肿痛就会消失。

十一、口疮

小儿口腔内膜柔嫩，血管丰富，容易受到过冷过热食物的刺激，或者体内有湿热壅滞导致唇舌齿龈及口腔壁呈现豆粒大小的溃疡点。

（1）实证

症状：嘴唇、脸颊、上颚黏膜、齿龈、舌面等处有溃疡，溃疡周围鲜红、肿痛，口臭、流口水，有时发热，口渴，小便黄、大便干，舌红苔黄。

艾灸调理：大椎、脾俞、肚脐和公孙。

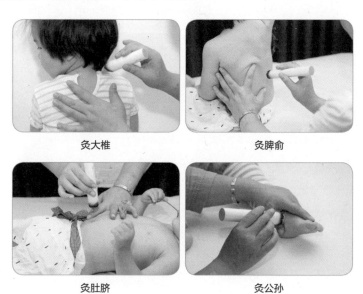

灸大椎　　　　　　　　　　　　灸脾俞

灸肚脐　　　　　　　　　　　　灸公孙

（2）虚证

症状：嘴唇、脸颊、上颚黏膜、齿龈、舌面等处有溃疡，溃疡面较小，患处周围淡红或淡白，疼痛较轻，口干、口渴，舌质淡红少苔。

艾灸调理：大椎、脾俞、中脘和合谷。

调理疗程：生病期间每天灸一次，连续施灸2~3次，虚证往往要多灸几次，才能痊愈。

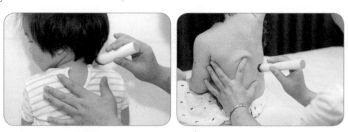

灸大椎　　　　　　　　　　　　灸脾俞

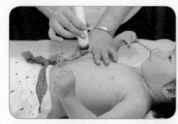
灸中脘

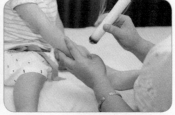
灸合谷

预防与护理：

1）吃清淡、温暖、好消化的饮食，喝温暖的白开水，不吃冷饮，少吃水果、油腻的食物，晚饭勿过饱。

2）注意气候变化，及时增减衣服。

3）实热证患儿疼痛较为剧烈，严重影响饮食，可以一日施灸两次，灸3~4次就可以正常饮食了。

4）注意口腔清洁，饮食要新鲜。

十二、呕吐

小儿呕吐多是因为饮食不节引起的。小儿脏腑柔嫩，脾胃消化系统薄弱，过食生冷、甘甜、肥腻等食物因不消化壅滞胃中或者因不良情绪的干扰导致气逆。

（1）寒吐

症状：进食很久发生呕吐现象，呕吐物清稀，无臭味，精神不振，面色苍白，手脚冰凉，大便溏薄，小便色清，舌苔淡白，属于寒性呕吐。

艾灸调理：身柱、中脘、肚脐和太白。

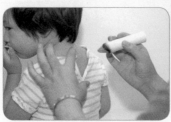
灸身柱

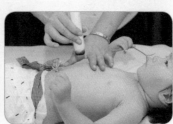
灸中脘

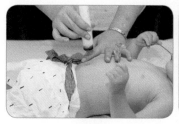
灸肚脐

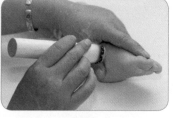
灸太白

（2）**热吐**

症状：进食后立刻就有呕吐的反应，呕吐物酸臭或有黄水，身热、口干、口渴，舌苔黄色，烦躁不安，大便稀薄、臭秽或便秘，小便色黄量少，属于热性呕吐。

刮痧：捏脊或背部膀胱经刮痧，大肠经、心包经刮痧。

艾灸调理：身柱、脾俞、下脘和合谷。

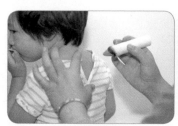
灸身柱

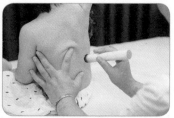
灸脾俞

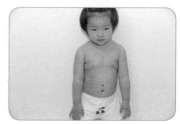
灸下脘

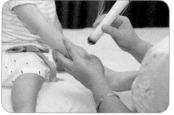
灸合谷

（3）**伤食吐**

症状：不想吃饭，口臭、便秘、腹胀，吐出乳块或不消化的食物，味道酸臭，伴有腹泻，大便酸臭，舌苔厚腻。

艾灸：身柱、命门、中脘和内庭。

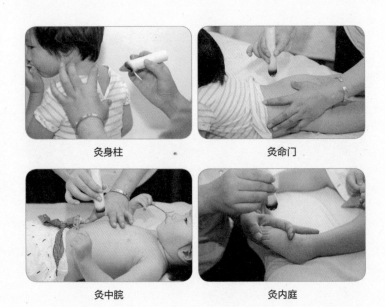

灸身柱　　　　　　　　　　灸命门

灸中脘　　　　　　　　　　灸内庭

　　调理疗程：生病期间每天灸一次，连续施灸2~3次，寒吐往往要多灸几次才能痊愈。

　　预防与护理：

　　1）吃清淡、温暖、好消化的饮食，如果孩子没有食欲就不要强迫喂食，避免加重脾胃负担，伤食吐的孩子尤其要少吃，可以空一空肚子，让肠胃系统慢慢恢复运转。

　　2）平时肚腹要保暖，晚上睡觉要盖好肚子。容易呕吐、脾胃弱的孩子可以带艾绒保健肚兜暖肠胃，尤其是夏季在空调房中睡觉要注意肚腹保暖。

　　3）患病期间孩子乏力、怕冷时要注意保暖和休息。

十三、腹泻

　　小儿脏腑娇嫩，形气未充，若喂养不当，饥饱无度或外感寒湿、湿热等不正之气常常会导致腹泻。腹泻常有以下四种类型：

（1）寒湿泻

症状：泻下物清稀如水样、不臭，腹痛、肠鸣、食少，恶寒发烧，苔薄白，指纹红。

艾灸调理：身柱、脾俞、肚脐和公孙。

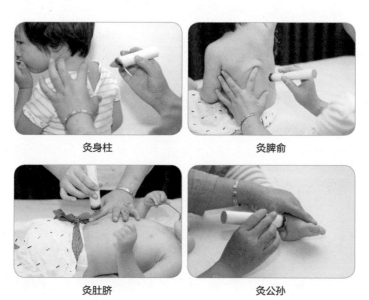

灸身柱　　　　　　　　　　　　　　灸脾俞

灸肚脐　　　　　　　　　　　　　　灸公孙

（2）湿热泻

症状：水样便或蛋花样便、气味臭、少量黏液，喷射样腹泻、腹痛，口渴、食欲不振，恶心、呕吐，烦躁，舌红、苔黄，指纹紫。

艾灸调理：身柱、命门、肚脐、公孙。

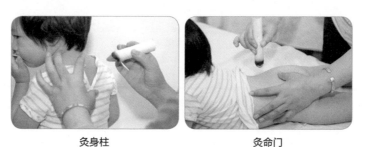

灸身柱　　　　　　　　　　　　　　灸命门

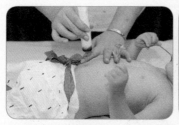
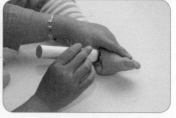

灸肚脐　　　　　　　　　　灸公孙

（3）伤食泻

症状：腹痛、肠鸣，便有食物残渣或乳凝块、气味酸臭或腐臭，嗝气酸，呕吐，夜卧不安，不思饮食，苔厚腻，指纹紫。

艾灸调理：身柱、中脘、天枢、三阴交。

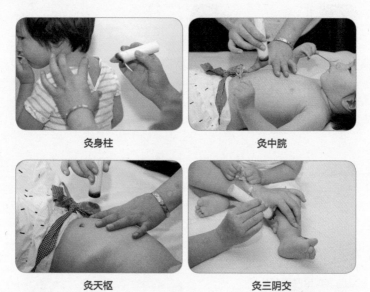

灸身柱　　　　　　　　　　灸中脘

灸天枢　　　　　　　　　　灸三阴交

（4）脾虚泻

症状：便时溏时泻、不臭，常饭后多泻，饮食不慎即便多，水谷不化，面黄肢倦，消瘦，苔白，指纹淡。

艾灸调理：身柱、脾俞、肚脐、太白。

调理疗程：生病期间每天灸一次，连续施灸2~3次，寒湿泻和脾虚泻腹痛较

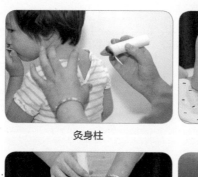

灸身柱

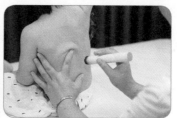

灸脾俞

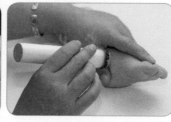

灸肚脐

灸太白

缓，肚腹喜暖，喜欢按揉；湿热泻和伤食泻腹痛较为剧烈，不喜按揉。腹泻剧烈的，一日之内可以灸两次，临床上艾灸的功效比药物更加安全、显著，家长可以放心去做。

预防与护理：

1）生病期间吃清淡、温暖、好消化的食物，不吃冷饮、水果及油腻的食物，晚饭勿过饱。

2）平时肚腹要保暖，晚上睡觉要盖好肚子。脾虚泻的孩子可以带艾绒保健肚兜。

3）睡觉尽量不吹冷风。

十四、腹痛

小儿脏腑娇嫩，若护理不当，衣物单薄，腹部就易受寒着凉；或饮食不节，过食生冷食品，暴饮暴食，过食肥腻、甘甜之品，或因肠道寄生虫等均可导致腹痛。

由于小儿病情变化多端，对疼痛表达能力差，而且部分病例有进一步演变为急腹症的可能，所以一定要认真辨证，属急腹症的患儿宜马上就医。

（1）寒痛

症状：腹部疼痛，阵阵发作，得温或手按痛减，四肢凉冷，或呕吐，腹泻，小便清长，舌淡苔白滑，指纹色红。

艾灸调理：命门、肚脐、公孙。

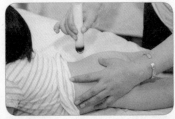

灸命门

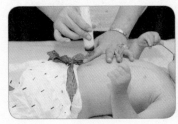

灸肚脐

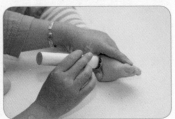

灸公孙

（2）伤食痛

症状：腹部胀满疼痛，按之剧痛，哭叫不安，呕吐腐浊，口气酸臭，不思饮食，或腹痛欲泻，泻后痛减，舌苔厚腻。

艾灸调理：脾俞、天枢、内庭。

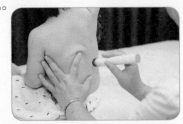

灸脾俞

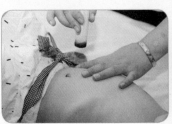

灸天枢

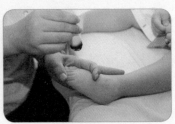

灸内庭

调理疗程：一日灸一次，连续灸三次。严重的疼痛可一日灸两次。

预防与护理：

1）由于小儿寒热不知自调，应避免让其感受风寒，注意腹部保暖，以免腹部受寒着凉而导致腹痛。

2）饮食规律，尽量吃温暖、清淡、好消化的食物，切忌暴饮暴食，不过食生冷瓜果和冷饮。

3）注意饮食卫生，勤洗手。

十五、厌食

孩子"脾常不足"，食欲不能自调。有些家庭父母缺乏育儿保健知识，加之过于溺爱孩子，恣意投其所好，养成孩子偏食的习惯；或父母片面地认为，要让孩子生长发育快，就需要给孩子大量的高蛋白、高脂肪等高级营养食物，超出了孩子的脾胃运化能力而导致孩子患上厌食症。

（1）脾失健运

症状：面色缺少光泽，不想进食，食而无味，形体偏瘦，精神状态及大小便无异常，舌苔白或微腻。

艾灸调理：身柱、脾俞、中脘和太白。

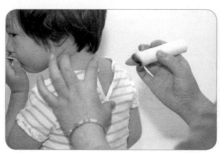
灸身柱

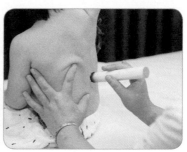
灸脾俞

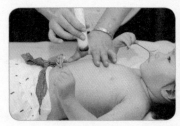
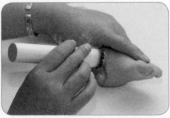

灸中脘　　　　　　　　　　　　　灸太白

（2）脾胃积热

症状：拒绝进食或食而无味，皮肤缺少光泽，形体消瘦，口干口渴，掌心热，大便干结，口唇干红，舌质红，薄黄或无苔少津，属脾胃积热。

可在肺俞、胆俞、胃俞、大肠俞、手心拔罐。

艾灸调理：身柱、大肠俞、肚脐和内庭。

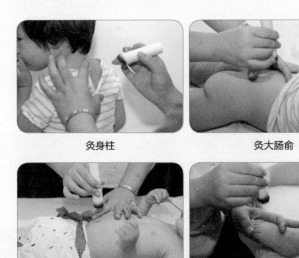

灸身柱　　　　　　　　　　　　　灸大肠俞

灸肚脐　　　　　　　　　　　　　灸内庭

（3）脾胃虚寒

症状：精神不振，面色发黄，拒绝进食，少量进食后大便中有不消化的残渣或大便不成形，舌苔淡白。

艾灸调理：身柱、脾俞、中脘和丰隆。

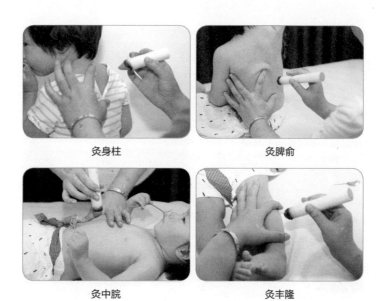

灸身柱　　　　　　　　　　　　灸脾俞

灸中脘　　　　　　　　　　　　灸丰隆

调理疗程：生病期间每天灸一次，连续施灸5~7次，然后隔天灸一次，灸7次。

预防与护理：

1）吃清淡、温暖、好消化的饮食，不吃冷饮，少吃水果、油腻的食物，晚饭勿过饱，灸后胃口恢复，依然要饮食有节制。

2）平时肚腹要保暖，晚上睡觉要盖好肚子，可以带艾绒保健肚兜，在换季的时候注意腿脚保暖。

3）吃饭的时候，家长不批评、训斥孩子，放上美好的轻音乐，让孩子在轻松愉悦的精神状态中吃饭。家庭氛围的改变，也会促进孩子厌食的慢慢好转。

十六、便秘

小儿多因先天肾阳不足、身体虚弱或久病体虚，导致肠道传导无力而造成便秘，或因过食厚味使肠道积热导致大便秘结。

（1）实秘

症状：大便干结，排便困难，腹胀疼痛，口干口臭，有呕吐，面红身热，小便黄少，舌红苔黄。

建议在肺俞、胆俞、大肠俞、天枢及足三里拔罐。

艾灸调理：身柱、大肠俞、肚脐和合谷。

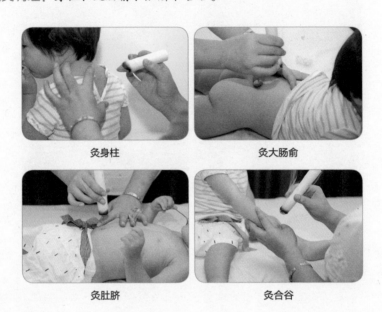

灸身柱　　　　　　　　　　灸大肠俞

灸肚脐　　　　　　　　　　灸合谷

（2）虚秘

症状：面色发白没有光泽，神疲乏力，气血虚，无力排出大便，唇色淡，舌薄色淡。

艾灸调理：身柱、中脘、天枢和三阴交。

调理疗程：生病期间每天灸一次，连续施灸2~3次，虚秘隔天灸一次，灸7次。

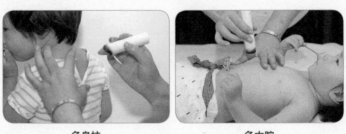

灸身柱　　　　　　　　　　灸中脘

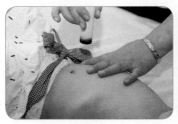
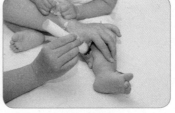

灸天枢　　　　　　　　　　　　　　灸三阴交

预防与护理：

1）平时喂养中，合理搭配主食和蔬菜，适量吃一些五谷杂粮。杂粮中的粗纤维和营养也比较丰富，比如蔬菜包子、玉米发糕、小米粥、燕麦粥、杂粮粥、蔬菜粥之类好消化的饭菜。

2）家庭生活节奏可以放慢一些，让孩子按照自己的生理节奏生活，同时帮助孩子养成晨起排便的好习惯。

3）平时要注意肚腹的保暖。

十七、疳积

疳积多因饮食不节，乳食喂养不当，损伤脾胃，运化失职，营养不足，气血精微不能濡养脏腑；或因慢性腹泻、慢性痢疾、肠道寄生虫等疾病经久不愈，损伤脾胃而造成。

（1）初期

饮食不能消化而导致脾胃损伤，发病初期宝宝形体消瘦，体重不增，腹部胀满，吃饭不香，精神不振，大便不调，嘴里常有恶臭味，口渴，掌心易出汗发热，舌苔发黄厚腻。

可点刺四缝放血，同时艾灸身柱、脾俞、章门和内庭。

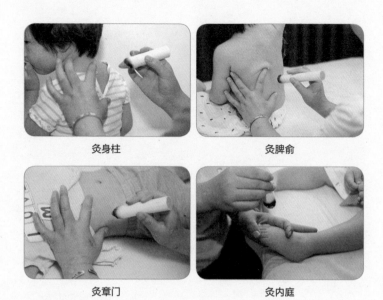

灸身柱　　　　　　　　　　　灸脾俞

灸章门　　　　　　　　　　　灸内庭

（2）晚期

症状：若疳积时间长，可导致宝宝体内气血两亏，面色萎黄或苍白，头发枯黄稀疏，骨瘦如柴，精神萎靡或烦躁，睡卧不宁，精神不振，好发脾气，易怒，喜揉眉擦眼，腹部凹陷，大便溏稀，舌淡苔薄。

艾灸调理：身柱、命门、天枢和太白。

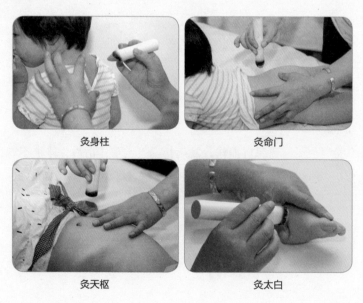

灸身柱　　　　　　　　　　　灸命门

灸天枢　　　　　　　　　　　灸太白

调理疗程：疳积一般调理期前三天每日灸一次，然后间隔一日灸一次，或间隔两日灸一次，可连续调理一个月、两个月、三个月，甚至半年。要根据孩子的恢复情况来确定调理周期，临床中艾灸对重度疳积患儿的调理效果非常好，一般连续施灸两个月就能转变；轻中度的疳积患儿调理十几次效果就会显现出来。

恢复健康的孩子，要增强体质，还需要常做日常保健。家长可以在节气时，给孩子连续施灸三天。

预防与护理：

1）父母要学习单独给孩子做适合他们年龄段和身体发育需求的饭菜，不强迫孩子吃东西。

2）孩子的饮食要清淡、温暖、好消化，尽量少给孩子吃高热量、高蛋白质、过甜、过咸的食物。

3）家庭气氛要温暖、友爱，彼此支持，让孩子感受到安全、放松、自由。

4）给孩子做好肚腹腰背保暖。

十八、手足口病

手足口病属于中医的温病、湿温、时疫的范畴，脾胃虚弱的孩子感受外界湿热之气所致，多发于 5 岁以下的孩子。内经上说"脾开窍于口""脾主四肢"，所以这是脾胃及脾经被湿热之气所滞的表现。

（1）前期

症状：发热，咳嗽，流涕，流口水，口腔黏膜出现散在性疱疹，手、足和臀部出现斑丘疹、疱疹，疱疹周围常有红晕，伴咽痛、流口水、倦怠、食欲不振，大便多秘结，舌淡红或红，苔腻，指纹红紫。

艾灸调理：大椎、脾俞、下脘、合谷。

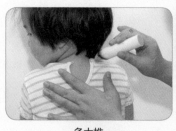

灸大椎	灸脾俞

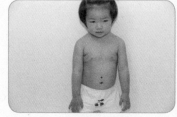
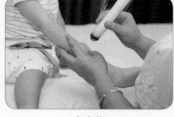

灸下脘	灸合谷

（2）后期

症状：高热不退，汗少，疹出不畅，嗜睡易惊，呕吐，肌肉瞤动，或见肢体痿软、无力，甚至昏睡等，舌红，苔厚腻，脉细数，指纹紫暗。

艾灸调理：大椎、脾俞、肚脐、鱼际。

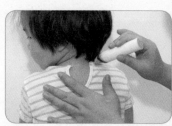
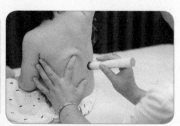

灸大椎	灸脾俞

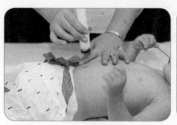
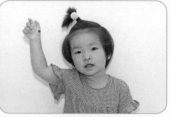

灸肚脐	灸鱼际

调理疗程：每天施灸一次，连续施灸三天，一般灸三次就可以痊愈。病情严重的，口腔疼痛难忍的宝宝可以一日灸两次，第二天就不会很痛了，一般灸3~5天就会痊愈。

预防与护理：

1）在手足口病流行期间，应让孩子多在家活动，避免到人群聚集的公共场所。

2）家里要多通风，勤晒衣被。

3）孩子饮食宜清淡、温暖、好消化，不宜食用辛辣食物及过甜、过咸的食物。

十九、水痘

中医学认为水痘是由于外感病毒与体内久积湿热而引发的。

症状：发热，心烦，口渴，牙龈肿痛，大便干，舌苔黄腻。皮疹常在发病当天或第二天出现，随后全身皮肤黏膜成批出现斑丘疹，数小时内演变成水疱，水痘有痒感，通常1~3天后变干和结痂。在3~4天内先后分批出现，在四肢分布较少。

可配合在背部膀胱经拔罐。

艾灸调理：身柱、肾俞、水分和外关。

调理疗程：每天灸一次，连续施灸三天，然后隔一天灸一次，施灸三次，一般施灸3~5次就会痊愈。

预防与护理：

1）生病期间避免吹到穿堂风。

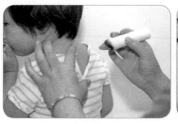
灸身柱

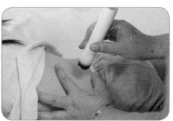
灸肾俞

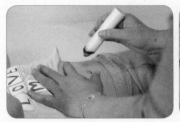
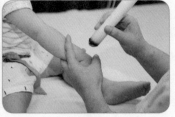

灸水分　　　　　　　　　　灸外关

2）注意观察病情变化，多休息。

3）尽量避免孩子用手抓破疱疹。

4）生病期间吃清淡、温暖、好消化的食物，勿食鱼、虾、蟹等发物。

二十、慢性湿疹

中医认为湿热侵袭、脾失健运是导致湿疹的两个主要原因。

湿疹在孩子满月时，即可发生，刚开始在小孩面颊处出现红肿，很快就会布散到额头、脖子、胸口、关节等处。通常时轻时重，反复发作。

症状：临床表现为全身皮肤可见多发性皮疹，如丘疹、水疱、脓疱，往往是对称发病，阵发性瘙痒，夜间加重。

湿热较重者可配合真空罐拔罐。

艾灸调理：肺俞、脾俞、肚脐、阴陵泉和患处。

调理疗程：一般调理期前三天每日灸一次，然后隔一天灸一次，或间隔两日灸一次，可连续调理1~2个月。

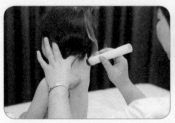
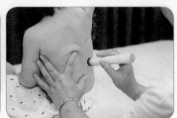

灸肺俞　　　　　　　　　　灸脾俞

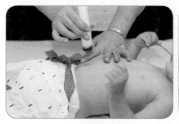

灸肚脐

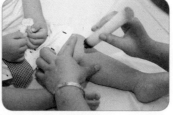

灸阴陵泉

预防与护理：

1）调理期也要注意不要让孩子接触肥皂水、污水。

2）饮食宜清淡、温暖、好消化，忌吃冷饮以及过于油腻、黏滞的食物。

3）内衣要选择纯棉衣物，减少刺激。

二十一、荨麻疹

中医认为荨麻疹总的病因为先天禀赋不足、卫外不固，风邪乘虚侵袭所致。具体分为：

外感风寒之邪，客于肌表，致使卫外失调而发；风热外袭，蕴积肌肤，致使营卫不和而起；饮食不节，过食辛辣肥厚，使肠胃湿热壅滞加上外感湿气所致。

（1）风寒侵犯导致的荨麻疹

症状：疹色淡红或苍白，遇冷或受风后加剧，以暴露部位为重。

艾灸调理：风门、膈俞、肚脐、曲池和患处。

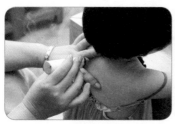

灸风门

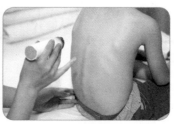

灸膈俞

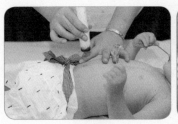
灸肚脐

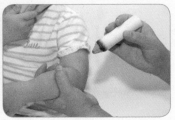
灸曲池

（2）风热侵犯

症状：皮疹色红，皮肤灼热，瘙痒剧烈，伴咽喉红肿、口渴心烦，舌红、苔薄黄。

可在背部膀胱经、水分、大横等部位拔罐。

艾灸调理：身柱、大肠俞、肚脐和患处。

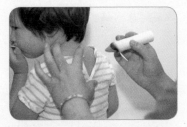
灸身柱

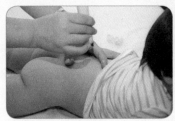
灸大肠俞

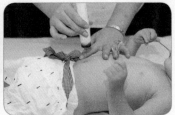
灸肚脐

调理疗程：急性发作期每日灸一次，连灸三天，然后隔一天灸一次，共灸三次，一般急性荨麻疹灸三次就好了，严重的需要灸五六次。慢性荨麻疹隔一天灸一次，灸十次为一疗程，一般灸两个疗程可痊愈。

预防与护理：

1）发作期饮食宜清淡、温暖、好消化，忌辛辣、生冷、厚腻食物。

2）注意保暖，预防感冒。

3）发作期洗澡不要太频繁。

二十二、麦粒肿

小儿麦粒肿又称睑腺炎，主要是由于外界风热侵袭或体内脾胃积热使热邪上熏于目导致的。

症状：眼睑皮肤局部红、肿、热、痛，邻近球结膜水肿。3～5天后形成脓疱，出现黄色脓头。外麦粒肿发生在睫毛根部皮脂腺，表现在皮肤面；内麦粒肿发生在睑板腺，表现在结膜面。破溃排脓后疼痛缓解，红肿消退。重者伴有耳前、颌下淋巴结大及压痛，全身畏寒、发热等。

配合拔罐：阳白、大椎、肺俞、曲池。

艾灸调理：脾俞、大椎、曲池。

调理疗程：每日灸一次，连续灸3~5次。

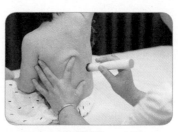

灸脾俞

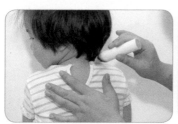

灸大椎

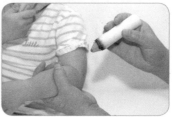

灸曲池

预防与护理：

1）吃温暖、清淡、好消化的食物，不吃鱼、虾、牛肉、羊肉等易发的食物。

2）注意用眼卫生，不要用手揉搓眼睛。

3）早睡觉，避免长期看电视。

二十三、遗尿

　　小儿遗尿指 3 岁以上孩子在睡眠时小便自遗、醒后方觉的一种病证。本病的发生，是由于孩子智力未健，排尿的正常习惯尚未养成，因而未能自主排尿。一般来说，遗尿多因先天肾气不足、下元虚冷所致，或因其他各种慢性疾病引起的脾肺虚损、气虚下陷而导致的遗尿。一般分为湿热下注和脾肾气虚两种类型。

　　（1）湿热下注型遗尿

　　症状：发病急，表现尿频，尿色黄，尿道灼热疼痛，小腹坠胀，性情急躁，面色红赤，口渴恶心，舌边尖红，舌苔黄腻。

　　可在肺俞、胆俞、膀胱俞、次髎、中极、三阴交拔罐。

　　艾灸调理：膀胱俞、气海、中封。

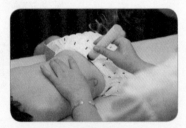

灸膀胱俞

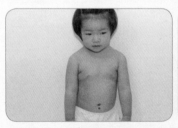

灸气海

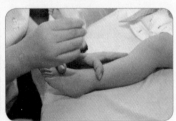

灸中封

　　（2）脾肾气虚型遗尿

　　症状：脾肺气虚，小便频繁，淋漓不尽，精神疲倦，面色黄，形体消瘦，食欲不振，大便清稀，眼睑有些浮肿，舌苔淡。

　　艾灸调理：脾俞、命门、气海、三阴交。

　　调理疗程：每日灸一次，连续施灸三次，慢性遗尿隔一天灸一次，灸 7 次。

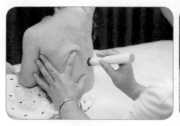

灸脾俞　　　　　　　　　　灸命门

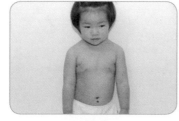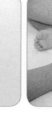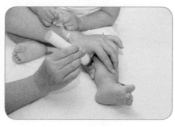

灸气海　　　　　　　　　　灸三阴交

预防与护理：

1）一定不要责骂孩子，是身体原因导致的遗尿，不是孩子故意这样做。

2）晚上控制饮水量，晚饭避免吃过多含水分的食物。

3）养成按时排尿的习惯，不宜过度疲劳。

二十四、小儿肥胖症

先天脾肾阳虚，或因为久病脾虚，或喂养不当、暴饮暴食致脾胃受损，肠道运化无力、痰湿积聚于体内而导致孩子肥胖。

症状：宝宝食欲非常好，饭量也大，喜欢吃甘肥的食品，而较少吃水果蔬菜，也不好动。

艾灸调理：身柱、脾俞、中脘、肚脐、阴陵泉。

调理疗程：隔一天灸一次，连续灸三个月。

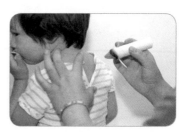

灸身柱

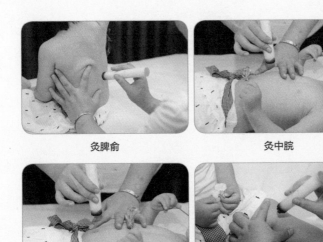

灸脾俞　　　　　　　　　　灸中脘

灸肚脐　　　　　　　　　　灸阴陵泉

预防与护理：

1）父母按时为孩子提供丰富美味的一日三餐，以免孩子饥饱无度，损伤脾胃。

2）晚餐尽量清淡、好消化，不宜吃过多高蛋白、高脂肪的食物，也注意不要吃太多过甜或者过咸的食物。

3）孩子的肚腹、腰背要注意保暖。

4）要注意孩子吃饭的节奏，细嚼慢咽。

二十五、中耳炎

孩子常因外感风热或风寒及肝胆湿热，致耳窍经络阻塞、气血滞留而发病；或因肾虚、湿痰阻肺、脾虚湿困及气血瘀滞所致。

（1）风热侵袭导致的中耳炎

症状：呈跳痛或针刺样痛，婴幼儿则表现为哭闹不安，还可能伴有发热、怕冷、头痛等症状。

艾灸调理：1）用柔软的棉签清
理外耳道脓液。

2）灸外耳道、大椎和中渚。

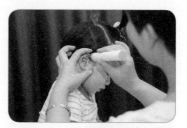

灸外耳道

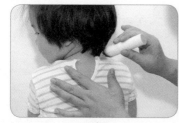

灸大椎

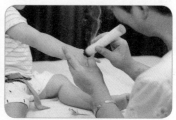

灸中渚

（2）肝胆湿热导致的中耳炎

症状：脓多而稠，有腥臭气，伴发热，口苦咽干，便秘，小便黄赤，舌红，
苔黄腻。

可在肺俞、胆俞、三焦俞穴拔罐。

艾灸调理：用柔软的棉签清理
外耳道脓液。灸听宫、大椎、中渚。

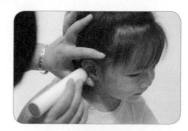

灸听宫

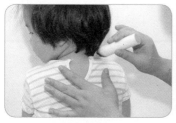

灸大椎

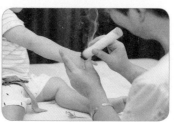

灸中渚

（3）肝肾阴虚导致的中耳炎

症状：脓液稀薄，时出时止，缠绵不愈，听力减退，面色淡白。

艾灸调理：用柔软的棉签清理外耳道脓液。灸外耳道、大椎、肚脐、中渚。

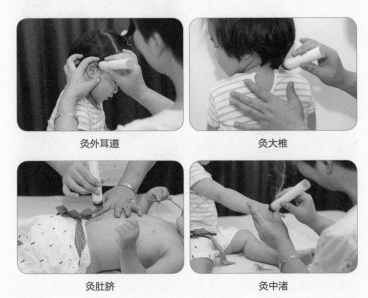

灸外耳道　　　　　　　　　　　　灸大椎

灸肚脐　　　　　　　　　　　　灸中渚

调理疗程：急性中耳炎一天灸 1~2 次，连续灸 3~5 天。

慢性中耳炎隔天灸一次，灸 7~15 次。

预防与护理：

1）在急性期尽量不带孩子乘坐飞机，可以一日灸两次，一般施灸两次炎症和疼痛就会减轻。

2）发作期要避免耳道进水。

3）急性发作期忌吃肉食。

二十六、儿童智障

孩子出生时大脑受到了器质性的损害或脑部血氧不足，脑发育不全，造成智力活动的发育停留在比较低的状态。

症状：智力低下，神志不清，生活不能自理。

艾灸调理：百会、身柱、命门、中脘、肚脐和太溪。

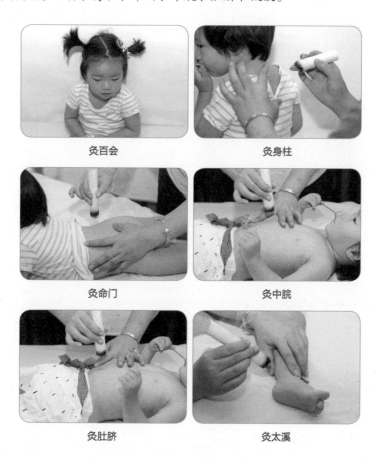

灸百会　　　　　　　　　　灸身柱

灸命门　　　　　　　　　　灸中脘

灸肚脐　　　　　　　　　　灸太溪

调理疗程：儿童智障一般调理期前三天每天灸一次，然后间隔一天灸一次，或间隔两天灸一次，可连续调理一个月、两个月、三个月，甚至半年或一年以上。在节气时连续施灸三天或三伏天施灸、三九天隔天调理一次，总共艾灸15次。

预防与护理：

1）家长要放慢节奏，用心陪伴孩子，尽量给孩子一个充满爱、充满阳光、欢乐的生活环境。

2）细心照顾孩子，避免反复感冒及过度用药。

3）智障的儿童说话要比同龄正常的孩子慢很多，家人要耐心地与孩子进行言语及情感交流。

4）由于智障儿童可能不知道自己喜欢吃什么，多给孩子食用清淡、温暖、好消化的饭菜。

5）家长要陪伴鼓励孩子多做运动，帮助孩子加强动作训练，提升手脑的协调能力和平衡能力。还要积极配合医生制定的治疗方案，方才有助于孩子的病情得到稳定和恢复。

二十七、小儿近视

小儿近视多因先天禀受不足、肝肾阳气亏损导致双目精气不足；或因后天饮食不节，营养失衡，导致双目所得气血不足，内经上说"目得血则能视"；或因小儿器官正在发育时期，过度观看电子产品，导致眼睛疲劳、耗散气血过多所致。

（1）肝肾精亏导致的近视

双目干涩，眼眶胀痛。

艾灸调理：肝俞、肾俞、中脘和光明。

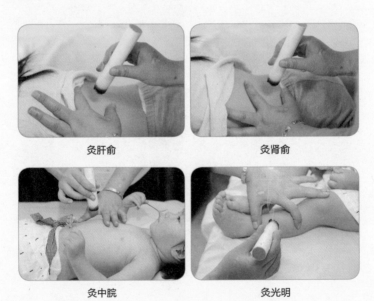

灸肝俞　　　　　　　　　　灸肾俞

灸中脘　　　　　　　　　　灸光明

（2）脾胃虚弱导致的近视

体质较差，食少便溏。

艾灸调理：身柱、脾俞、中脘、太冲。

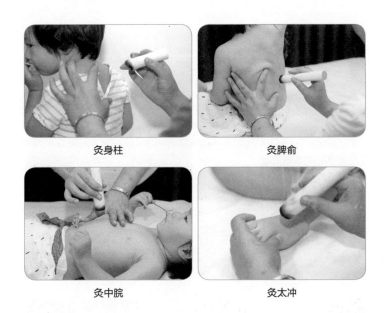

灸身柱　　　　　　　　　　　灸脾俞

灸中脘　　　　　　　　　　　灸太冲

调理疗程：隔天灸一次，连续灸10次。

预防与护理：

1）引导孩子养成良好的用眼习惯，阅读和书写时要保持端正的姿势，眼与书本应保持30厘米左右的距离，不在走路、乘车或卧床情况下看书。

2）学习和工作环境照明要适度，照明应无眩光或闪烁，不要让孩子在阳光照射或暗光下阅读或写字。

3）早睡觉，多到户外看绿色植物。

二十八、扁桃体炎

扁桃体炎是儿童时期的常见病、多发病，分为急性、慢性扁桃体炎，在季节更替、气温变化时容易发病。正常情况下扁桃体能抵抗进入鼻子和咽腔里的细菌，对人体起到保护作用，但是由于孩子身体抵抗力弱，加上受凉感冒，就会使扁桃体抵抗细菌的能力减弱，从而导致口腔、咽部、鼻腔以及外界的细菌侵入扁桃体，发生炎症。

（1）急性期

症状：发热、咳嗽、咽痛，恶寒，严重时高热不退，吞咽困难。检查可见扁桃体充血、肿大、化脓。

艾灸调理：大椎、缺盆、中脘、合谷。

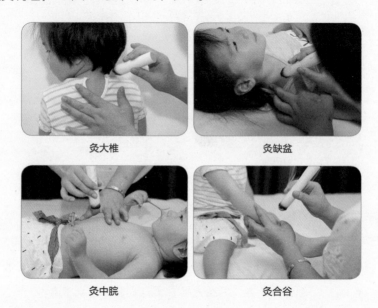

灸大椎 　　　　　　　　　　　　　　　 灸缺盆

灸中脘 　　　　　　　　　　　　　　　 灸合谷

（2）慢性期

症状：慢性期表现为咽部和扁桃体潮红，可见黄色分泌物，咽喉疼痛不明显，偶尔有低热及食欲不佳等。

艾灸调理：大椎、脾俞、中脘、照海。

调理疗程：急性期一天一次，连续灸3天；慢性期隔天灸一次，灸5~10次。

预防与护理：

1）注意饭后漱口，保持口腔卫生。

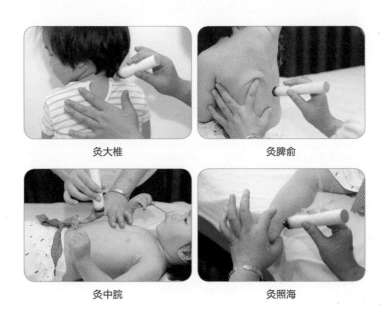

灸大椎   灸脾俞

灸中脘   灸照海

2）急性期不带孩子去人口密集的场所，防止交叉感染。

3）尽量食用温暖、清淡、好消化的饭菜。

第六章

艾妈妈小儿艾灸
调理案例

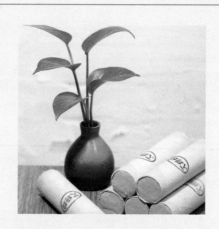

清·吴亦鼎《神灸经纶》：

小儿食积肚大，灸脾俞、胃俞、肾俞。

在我们教会一些妈妈给宝宝做艾灸的过程中，很多家庭成员因为不了解艾灸，会持反对意见，坚持下来的妈妈都是很不容易的，这个妈妈就是在给孩子艾灸的过程中，通过循序渐进的艾灸和看到孩子身体的明显改善，放下了焦虑和担心，增强了自信，也赢得了家人的信任与尊重。教大众做艾灸的单桂敏老师有句话非常好，她说："艾灸不是万能的，但是如果你有疾病而不尝试艾灸，那将是遗憾的。这种治疗方法简单、方便、费用低廉。普通百姓都会操作，就是需要时间，需要耐力，需要忍受烟雾缭绕。如果这些你都能做得到，那么你自己治疗疾病就一定会体会到疗效。"

本章中列举了一些我们灸馆的调理案例，其中有一些辨证的思路，希望对在家为孩子做保健灸的父母们有所启发和帮助。

① 发烧

5 岁半的男孩壮壮被妈妈带来艾灸馆调理。妈妈说壮壮持续高烧两天，同时伴随头痛、腹胀、嗜睡等症状。细问才知道原来两天前晚饭时壮壮吃了很多鱼肉，睡觉时没有盖被子，去医院被诊断为病毒性感冒。

每次高烧起来时，妈妈都给他做小儿推拿，运内八卦 200 次，推天河水 200 次，退六腑 300 次，揉鱼际 200 次，推完后壮壮都能出汗并且发热症状会缓解，但三四个小时之后热度又会升上来。妈妈曾在家给他灸过两次中脘各 15 分钟，双侧合谷各 10 分钟，灸完也会出汗，精神会好一些，来艾灸馆前还排过一次大便。

壮壮来时精神疲乏，不愿走路，腋下温度 39.4℃，两天没有食欲，舌尖及两边红，中后部白腻。

这是很典型的食积、肺胃壅热加外感风寒症状。我为孩子揉腹检查时，按中脘时他直喊痛，揉左天枢上方漉漉有水声。

我在孩子背部第六椎到第十二椎两旁 1.5 寸膀胱经刮痧，出了很多痧，颜色为紫红色；在双腿膝外足三里到下巨虚刮痧，出痧很少；接着艾灸大椎 10 分钟，回旋灸脾俞（双侧）、胃俞（双侧）共 30 分钟，回旋灸中脘 15 分钟；然后揉中脘、天枢（双侧）各 100 下，摩脐 3 分钟。

调理结束，孩子身上和头上微微出汗，喊饿，想吃东西，体温下降到 38.2℃，精神好了一些。第二天回访，妈妈说壮壮调理后回家睡了三个多小时，出了一身汗，晚上九点多就没有再发烧了，当天早上体温 36.7℃，精神很好，已经去上幼儿园了。

❷ 小儿积食发烧

一一宝贝，7 岁，有哮喘史，第一天来调理时发烧 39.3℃，头晕，没有精神，走不动路，浑身疼，咳嗽，口气重，无食欲，下眼袋晦暗，舌尖略红，苔白滑，大便干、量少。后来了解到昨天孩子在外面吃了一点冰激凌和蛋糕。

我们诊断其为：外感风寒加内伤积食。

第一天，我们给一一的脖子及胳膊上的肺经、心包经刮痧，艾灸了身柱、小肠俞、肚脐、丘墟等穴位。施灸时一一睡着了，呼吸绵长，睡了大约半小时。灸后食欲好转，咳嗽好转，精神好了一些，体温降到 37℃ 多，可以下地玩耍。

第二天，妈妈说一一昨天夜里 11 点又发烧至 39.5℃，没睡安稳，后来又出了很多汗，早上是 38.1℃，来时头晕，没力气，没胃口，轻微咳嗽，无力拉大便。当天我们给他揉肚子 20 分钟，艾灸大椎、长强、肚脐、侠溪；真空拔罐肺俞、膈俞、脾俞、大肠俞。艾灸过程中孩子有点烦躁，感觉热得厉害，出汗后体温降到 37.5℃。一一回家午睡后体温又升到 38.5℃，躺在床上说头晕得起不来，下午 5 点多睡觉时手心、脚心开始出汗。妈妈又在家给他灸了肚脐和侠溪。晚上 11 点体温降至 36.7℃，拉下很多大便，色黑绿，胶黏。之后一一精神恢复了，变得很活跃。

第三天，一一来时 37.1℃，精神好，食欲已恢复，舌尖略红，苔薄白，面色略暗，乏力，便绿。艾灸身柱、脾俞、下脘、列缺。灸后他的体温已完全恢复，晚上睡得很安稳，头晕及浑身疼的症状都已消失，早晚及入睡前偶尔听见一两声咳嗽。

第四天，——烧已退，来做病后保健。我们给他艾灸了身柱、命门、肚脐、太溪。妈妈说："这一次来调理很及时，哮喘完全没有发作。发烧也没有用药，高烧的时候自己也没有以往那么紧张不安了，也能正向地回应孩子爸爸的焦虑了，重要的是孩子没有受罪。调理后孩子的精神明显好转。"

艾灸扶补阳气，驱风散寒，温通经脉，消淤散结，所以既可以驱邪，又可扶正气。施灸的过程是透过经络穴位把艾灸平衡阴阳的能量补充到孩子体内。小儿为稚阴稚阳之体，每一次生病，如果能够正确及时地调理，那么孩子的身体素质就能上一个台阶。

这个宝贝的情况相对复杂，所以辨证很重要，第一天正气不足，邪气有余，所以孩子精气神不足，艾灸后正气得到补充，当晚正邪交战剧烈，但因为和家长沟通过这个过程，所以家长没有焦虑和担心，放手让孩子自行退热。第二天正气还不足，出现往来寒热，艾灸加拔罐后淤热得散，热退身凉，肠胃有力运化，大便得下。第三、四天正气已恢复，邪气已渐弱，扶补正气即可。所以在脾胃有淤或者虚弱的孩子，外感风寒或风热后，一定要扶正加驱邪，才可以轻松治愈疾病而不伤正气。

❸ 咳嗽

古人说"春夏养阳"，我在给孩子们做艾灸保健的过程中发现，夏天天地间阳气足，先天体质强壮、父母又悉心照顾的孩子不爱生病，偶尔贪凉食冷，灸疗一两次就完全好了。而那些流行什么病就赶上什么病，经常吃药打针的孩子，就需要艾灸调理的时间比较长。不过艾灸调理一段时间后，那些脾胃虚寒、肺气不足、筋骨不强的孩子都会有非常明显的改善。这里分享一则夏日常见的用艾灸调理咳嗽的案例。

2008年9月，我们刚开馆时来了一个"至尊宝宝"——则进幼儿园就患百日咳的小男孩。一般的宣肺化痰药这个孩子全吃过了，抗生素也吃了一个多月，医生说是积食引起的，不让吃肉和甜食。妈妈天天盯着孩子喝中药，可孩子夜里还是咳嗽得很厉害，严重影响了睡眠。爸爸妈妈都快被孩子咳嗽得崩溃了（妈妈甚至说希望上天让她代替孩子来受这份折磨）。过来调理了几次后，妈妈觉得效果挺明显的，后来妈妈学会了，每天在家给孩子灸肺俞、中脘、合谷，坚持了一个多月不咳嗽了，大便也不费劲了，以前两三天大便一次，现在每天一次。去年冬天到今年夏天，妈妈一直坚持给孩子做保健灸。今年，这个小男孩幼儿园年度体检，个子长了 14 厘米，体重也长了 11 斤，以前吃多了就咳嗽，然后呕吐，现在没事了。上次去威海玩时，在路上汽车里吹空调受凉，夜里开始发烧，睡得还算沉稳，结果第二天早晨起来就没事了，妈妈说过去要是这样恐怕又会生病一周，现在明显抵抗力好了。到哪里旅游也不用带这个药那个药了，带几根艾条就好了。

夏季常见气虚性咳嗽。小儿肺脾肾三脏娇嫩，容易外感风寒，夏季很多地方空调温度开得很低，孩子非常容易"热伤风"，尤其肺脾气虚的小孩更容易感冒。一般前期多流清涕，打喷嚏，咳嗽声低无力，痰白清稀，怕冷，爱冒虚汗，舌苔淡白，这时艾灸身柱、肚脐、合谷穴，一日灸一次，每次每穴 10 分钟，当天多会流清涕，可能排褐色稀烂便。第二天可见咳嗽加重，鼻涕变黏，但精神很好，吃饭、睡觉都很好。第二天还是坚持灸一次，第三天可见咳嗽次数减少，有痰，流黄涕，大便颜色金黄。第四天加强灸一下身柱、中脘和列缺各 10 分钟，基本就不咳嗽了。1~3 岁的孩子起效非常快，灸两天就好了，3~6 岁的孩子需要灸三四天。

夏天多见的还有痰湿咳嗽，在调理的过程中一定要记住："脾为生痰之源，肺为储痰之器"。夏天，那些脾胃不太好、辅食添加过早的孩子，爱吃冰激凌，爱喝甜饮料，容易有这种咳嗽，这样的孩子一般湿气比较重，可见下眼泡浮肿，爱长湿疹，手脚总是湿乎乎的。入睡后，额头、脖子和后背会出很多汗。夏天阳气足，身体有力量来清理这种脾胃运化不了的湿痰，一定要帮助孩子的身体清理这些积压的痰湿，可以说这时咳嗽是孩子身体顺应自然、排湿化浊的时机，这种咳嗽的特点是咳嗽比较有力，痰声漉漉，一旦咳嗽，就要连续咳一会儿才感觉舒畅。咳嗽期间可见大便干燥或无力。我们调理这种咳嗽时注重健脾化湿、宣肺顺气。可灸身柱、中脘、天枢、丰隆等穴位，每次每穴 10~15 分钟，一日 1~2 次。

并在灸完后揉腹 3 分钟。有的孩子当天灸完基本就不咳嗽了，有的需要 3 天左右。3 岁以上的孩子还可以先在丰隆处刮痧或拔罐（留罐 5 分钟）然后艾灸。灸疗过程中要注意控制冷饮、西瓜、油腻甜食。

④ 哮喘

哮喘是常见的一种以发作性的哮鸣气促、呼气延长为特征的肺部疾患，春秋二季的发病率较高，常反复发作。

现代医学认为，哮喘是呼吸道变态反应性疾病，由各种不同的原因所引起，常在幼儿期发病。毛细支气管痉挛、黏膜水肿和黏液分泌过多，致使毛细支气管腔狭窄，造成呼吸困难，是发病的基础，气候变化及情绪激动常能诱发这种症状。

中医认为肺、脾、肾三脏不足，痰饮留伏是哮喘发病的内因；气候转变、接触异物，是导致发病的重要条件。

霖霖从小在国外长大，三岁半才回北京上幼儿园，当时她患哮喘两年多了，每次生病很快就发展到哮喘。她父母找我们调理的时候她是四岁七个月，身体瘦弱，面色黄黑，好动，入睡难，小便频，掉头发，偏食严重，呼吸声音短促，性格急躁，爱吃重口味的饭菜，大便干硬，基本上是两天一次。她来调理时正好是三伏天，最适合调理这种呼吸系统的慢性病，她父母带他隔天来灸一次，共调理了 12 次，调理到第五次的时候她的面色变得润白了很多，小便频也好转了，每次施灸的时候，都会出一些汗，尤其是脖子和膝盖处，手和脚都像洗过了一样，有时是凉凉的，有时出的汗很黏手。12 次调理结束后她呼吸深长了许多，食欲和睡眠也好转了，发脾气也少了，妈妈说霖霖好像懂事了许多，像换了个人。后来的一年多，每次一生病，他的父母第一时间就带来调理，咳嗽和哮喘偶尔也会发作，一般连续灸三天就好了。到上小学的时候，霖霖基本就不再喘了。

艾灸调理哮喘有特别显著的疗效，我们在临床上调治了很多哮喘患儿，许多患儿家长都成了艾灸的义务宣传员。艾灸调理小儿哮喘取穴如下：身柱、灵台、中脘和尺泽。每日一次，七日为一个疗程。急性发作期一般施灸一个疗程，咳喘的症状基本就会消失，体力会恢复得很好，饮食、睡眠都会恢复正常。以后可以在每月的两个节气时，各施灸三天，来增强患儿体质，一般一年后哮喘就会痊愈。慢性发作期或者长期依赖西药的患儿最好是连续施灸 4~5 个疗程，这样就可以让孩子从肺脾肾阳虚的状态中走出来。

家长要注意观察孩子的发作时间与诱因，查明过敏原，避免再次吸入、接触或食入致敏物；进行适当的体育锻炼和户外活动，以增强体质；避免受凉，防止感冒。在气候转冷之时，及时增减衣服，尤其要注意孩子颈背部及腹部，如天突、百劳、肺俞、气海穴等处的保暖。避免吸入烟尘和刺激性气体。

⑤ 婴儿鼻炎

春秋季节患鼻炎的人比较多，比较集中。我们的调理思路一直是以温养脾胃、清肺祛湿为主。在小孩身上，效果特别明显。

有一个患鼻炎的宝宝，整个调理过程都是只用艾灸。这个小宝宝是在三个多月被医院诊断为婴儿鼻炎的。医院的治疗方案是以口服阿奇霉素为主，吃了几次，症状未见好转，又出现频繁吐奶的现象。那时正值北京雾霾严重，家人以为是空气太恶劣导致孩子患病，就将孩子带去三亚。在三亚孩子症状略有减轻，但依然在睡眠时张口呼吸，睡一会儿闹一会儿，几个月下来体重增加缓慢。孩子现在七个月了，虽然喜欢吃辅食，却非常容易积食。大便两三天一次，前面很干，颜色黑，量少。喝奶也量不大。睡觉总是睡睡醒醒，夜里要哭闹七八次，有时要十几次。孩子很瘦弱，面色黄黑，没有光泽，手脚容易冰凉。

我们艾灸调理的穴位是囟门、身柱、脾俞、肚脐，每穴 10 分钟，开始每天灸一次，连续灸了五次，灸至第四次时，夜里睡觉开始好转，鼻涕增多，出汗增多，有时睡觉嘴巴是闭合的。这个宝宝坚持来灸了 16 次，鼻炎症状消失，夜里只醒一次，吃奶后即能安睡，现在吃辅食消化也很好，大便每天一次，颜色和量都比较正常。他的妈妈特别开心，她说从来没有体验到孩子这么好带。

艾灸调理婴儿鼻炎的特点是见效快、安全、舒适。小婴儿在舒服而温暖的艾灸过程中表现得很安宁。给小婴儿调理需要有很好的耐心和高度的专注力，随时要顺应孩子的需求，配合孩子的体位。来店里做艾灸的大人看到我们用艾灸调理小婴儿时，常常惊叹："哟，这么小就来艾灸了，真有福啊！"是啊，"家中常备艾，老少无疾患"，愿更多的小宝贝能享受到传统艾灸带来的温暖和疗愈。

⑥ 儿童鼻炎

家庭艾灸比医师操作更为方便，妈妈只要掌握了艾灸的方法及注意事项，便可以随时随地为孩子做保健灸了。在调治慢性病患儿时，我们都会教妈妈在家给孩子施灸。有的孩子鼻炎痊愈后遇到感冒马上又会有症状，妈妈可以第一时间在家里给孩子做艾灸保健。妈妈们普遍反映，看见孩子流鼻涕、打喷嚏，灸3~4次就没事了，自己帮孩子调理好了感冒、咳嗽、鼻塞后，看到孩子一晚上睡得很安稳，心里感到特别有成就感。

五岁的姗姗患严重的鼻炎三年多了，每年12月左右和4月左右都要吃一个月的消炎药，这一次主要是打喷嚏，鼻塞得严重，清鼻涕、黄鼻涕、绿鼻涕交替流，夜里睡不好，口臭，总说脑袋热。在我们艾灸馆调了10次，妈妈有时间在家也给她灸，后来上述各种症状都没有了，现在妈妈就是在她开始流清鼻涕的时候给她艾灸2~3次就会好，再也没有吃过药。

我在调理儿童鼻炎的过程中，一般第一个疗程7天选择的是上星、身柱、中脘、合谷每天灸一次，每穴10~15分钟，0~3岁的孩子灸10分钟，3~10岁的孩子灸15分钟；第二个疗程7天选择通天、大椎、神阙、外关穴，也是每天灸一次，每次10~15分钟，鼻塞严重的孩子，可每次加上头部按摩10分钟。

一般三四岁的孩子到我们这样专业的艾灸馆调理两个发作期，20次就会完全好转。五岁以上可配合拔罐或者按摩，祛湿散寒，通畅经络，效果会更好，也大约调理两个发作期就可以调好。妈妈学会了艾灸，在家调理时间可以长一些，我们在微信群里指导很多妈妈在家里给孩子调好了鼻炎，有一些都是医院要求做手术的，一般隔天施灸一次，两个月就会有好转，半年左右基本上就全好了。很多其他的症状比如中耳炎、腺样体肥大、鼻翼肥大也会一起康复。

给孩子调理慢性病，是一个坚持和付出的过程，家长一定不要想当然，以为长大后就会好，吃吃药就会好，换到空气好的地方就会好。一个慢性病的形成就有多方面体质失调的情况，积极治疗才是对身体负责的态度。我们在临床上调理了很多有十多年病史的成人鼻炎患者，艾灸加上拔罐、按摩调理一段时间都获得很大的改善，他们也说自己长期鼻塞，呼吸不畅，睡眠不足，严重影响生活和工作，如果能够早些遇到艾灸，完全没有必要受这么多年罪啊。

艾灸又安全，效果又好，这是几千年来传承下来的疗法之一，希望越来越多的家长能使用它，帮助孩子获得轻松不费力的呼吸和良好的睡眠，让孩子健康地成长。

7 腹泻

2013 年春天我们调理了几个腹泻的小婴儿，其中一个小宝宝腹泻时间长达半个月，每日腹泻 5~7 次，调理后的效果非常好。那是在春暖花开的四月，天气开始变热，人体攒了一个冬天的寒湿开始转变为湿热，所以中耳炎、湿疹、风疹、腹泻也很容易发生。

春天的小龙宝宝刚刚七个月，已经腹泻 14 天了，每天 5~7 次，主要泻绿色水样便，间或会有带奶瓣黄色便，爱出汗，面色白，发育正常，不吃辅食，只吃母乳。我们给灸了三天命门、肚脐和公孙，睡眠增多，出汗减少，腹泻减少至每日 4 次，面色红润喜人。但比较明显的是每次吃完母乳马上就会泻。我判断是孩子妈妈的身体属湿寒体质，影响了孩子的脾胃，应该母子同调。孩子的妈妈那段时间耳朵痛，社区医院诊断是中耳炎，因为担心消炎药对孩子有影响，就不敢吃，但夜里耳朵痛会影响睡眠。第三天，我在给孩子调完后，给她灸了 15 分钟耳朵，当天夜里她耳朵就没再痛。后来几天给孩子的妈妈连续拔罐和艾灸了三次，第二次她回家后感觉身体发冷、乏力、嗜睡，傍晚发烧，夜里 11 点泻下许多水样便，她也相信了是自己体质湿寒加之饮食生冷影响了孩子。第三天调理后，孩子的腹泻就好了。孩子妈妈自己调理三次后面色也有了光泽，红润了很多。

进入秋季后，吃母乳的婴儿往往因为夏季大人怕热开空调受寒，加上乳母不忌生冷，孩子吸吮冷乳，容易肚寒腹胀、睡眠不宁、腹泻、湿疹、面肿。我建议夏季伤寒的乳母和宝宝都要进行艾灸调理，不要让湿寒在体内变生其他症状。

对于腹泻，孩子可以灸身柱、脾俞、水分、公孙穴，乳母可以灸肺俞、脾俞、膻中、中脘、足三里穴。

⑧ 小儿疳积

这几年，我总共调理过两个患有疳积的小孩。有一次，在青岛做小儿推拿的王老师来店里，我们相互探讨了一些难治的小儿疾病的调治经验，这让我想起曾经调治的两个小宝宝。

一个是两年前来店里的一岁半的宝宝——妞妞，她不爱吃饭，不爱拉尼尼，不爱喝水，总是眼泪汪汪，哭哭啼啼，头发黄细打缕，面黄肌瘦，皮肤纹理粗糙，四肢瘦弱无力，山根发青，嘴唇薄白。不好好吃饭，白天基本不睡觉。拉的尼尼都像硬硬的羊屎蛋，不爱说话、走路、玩耍，很粘人，妈妈带的也筋疲力尽的。我判断其为疳积。

当时施灸的调理穴位是，前5日灸身柱、痞根、天枢、内庭，后10日灸身柱、脾俞、下脘、公孙。

连续灸了3次，孩子面色变得细腻白润。第4次配合挑扎四缝，挤出一些黄白黏液。

连续来调理了5次后，改成隔天来，共灸了10次。孩子爱吃东西了，大便两日一次，软便。而且孩子自己可以玩耍，不爱哭哭啼啼了。两个月后孩子面色红润，情绪、食睡、二便都正常了，长得很好。

我还调理过一个9个月大的小宝宝，严重便秘，有时十几天拉一回，还有大便出血的情况。他身体瘦小，面色萎黄发黑，眼白青，头发稀疏发黄，头皮也萎黄发黑，身上皮肤发黑，脖子及下眼皮尤其发黑，无光泽。这个宝宝好动，神情很愉快。不过他容易腹胀，辅食吃得还好，爱喝水，手脚易冰凉。

我给出的艾灸穴位是身柱、大肠俞、肚脐、下巨虚。施灸8次后有所好转。大便三四日一次，量大，颜色逐渐变黄。肤色白润有光泽，出汗增多，更爱吃辅食了。

后来妈妈对艾灸有信心了，自己学会了在家给孩子灸治。半年后，孩子完全正常了。现在小姑娘已经七岁了，聪明、灵活、健康。每当节气的时候，妈妈还会带她来做艾灸保健，总是给我们带来很多欢乐。这些年，她的妈妈也成了艾灸的宣传员，经常推荐孩子的同学来我们这里调理，也帮助了很多孩子和家长。

⑨ 手足口病

中医认为脾主四肢，脾开窍于口。中医祖师几千年以前就告诉我们手足口本是一体的，皆属于脾！因此治疗手足口病应从调脾入手。近几年经常流行手足口病，上幼儿园的小宝贝是最易感染的群体。轻度的手足口病，如果护理得当一般七天就可以自愈。如果观察到孩子精神良好，家长可以用艾灸给孩子调理，一般灸三天就好了，孩子在家里就会享受到轻松舒适的治疗，家长也就省下来跑医院排队、给孩子灌药的痛苦了。

三岁八个月的嘉嘉发烧两天后被家长带去医院，确诊是手足口病，不想接受输液治疗，妈妈带来做艾灸调理。来时嘉嘉体温38.2℃，她的口腔和手心、脚丫、屁股上有一些红疹，自己说吃东西的时候嘴巴痛，这两天食欲不好，大便量少，精神不好，乏力。当天施灸时，她很快就睡着了，出了很多汗，体温降到36.4℃，精神好了一些。回家后晚饭吃了一小碗西红柿鸡蛋面，没有叫嘴巴痛。第二天过来调理时精神很好，妈妈说早饭也吃得很好，当天施灸的中间要求上卫生间，拉了一些很黏很臭的尾尾，第三天没有过来调理，电话回访时妈妈说孩子口腔和手心的疹子消失了，精神很好。

手足口病属于中医湿温病的范畴，也是艾灸最易发挥作用的领域。我们在调理小儿手足口病时会灸身柱、脾俞、肚脐、公孙这几个穴位，一般 3~5 次就好了，严重的可以一天灸两次。若是三岁以上，口中长溃疡的小儿，可以加灸地仓穴。如果没有患病，在流行病高发期间预防感染，就给孩子每天灸身柱、肚脐、公孙，各 10 分钟，以提高机体免疫力。

另外，孩子患病期间忌食生冷、甜腻食物，可以用红豆薏米加两片姜煮汤给孩子喝。

⑩ 小儿湿疹

口周湿疹

患口周湿疹的小孩和大人，我们都调理过。艾灸调理湿疹效果特别显著。中医认为，脾开窍于口，《难经》曰："脾主裹血，温五脏。"口周湿疹根源在于脾虚脾湿。

有一个口周湿疹的小孩，面目浮肿，这是夏季恣食冷饮、瓜果导致脾虚不能化水谷，致寒饮停于中焦。家长带来前后调理了14次，湿疹和浮肿都消退了。因为湿疹极易再复发，我们叮嘱他的家长每周在家给孩子灸一次身柱、肚脐、太白来预防。

我们调理口周湿疹的思路就是健脾祛湿、温胃养血。针对小儿口周湿疹常用的艾灸穴位是身柱、脾俞、下脘、太白。大人口周湿疹在调治过程中可配合拔罐，艾灸穴位是颊车、脾俞、中脘、合谷。

顽固湿疹

我们还调理过一个有顽固湿疹的宝宝——紫钰。紫钰宝宝从出生四个月至今三岁多，稍微吃东西不对，脸上、身上的皮肤马上就起红色的斑疹，医生说是慢性湿疹。孩子整晚挠啊，抓啊，身上、手上、耳朵上抓的都是小血口子，吃药、抹药、抹油、中药浴、刮痧、推拿都使用过，都没有坚持下来，因为孩子太受罪了，有的今天见效，过两天又复发了。

这个宝宝来时，我看到她脸上全是潮红色的小丘疹，尤其耳后、手腕、肘弯、腘窝处皮肤肥厚粗糙，结痂呈暗红色。

紫钰在我们这儿调理了四次，然后回家由她妈妈边学习边给孩子调理，基本上每两天我们就电话交流一次。我负责分析症状和指导穴位，紫钰妈妈负责操作和观察出现的症状。

第一个十天，紫钰妈妈操作不熟练，我只让她每天灸合谷15分钟，每天两次，紫钰妈妈反映，孩子开始出汗了，大便很多，从两天一次变成每天都有，颜色由黑变黄，以前大便前面比较干硬，现在全是软便。手上树皮样结痂开始脱落，开始不喝凉水了，晚上起来挠几下，又可以睡着了。

第二个十天，期间他们一家去上海 7 天，因为吃得不顺口，紫钰原本额头上已经退了的小红疙瘩，现在又起来了，每天下午紫钰睡觉时紫钰妈妈给她艾灸身柱、合谷各 10 分钟，晚上煮 15 克艾草水泡手脚。妈妈说每天醒来孩子都要抓一会儿，流清鼻涕，打喷嚏，大便每天都有，柔软金黄居多，夜里醒来的次数少了，妈妈拍拍又可以睡了。

第三个十天，灸身柱、肺俞、合谷、命门、神阙各 10 分钟，耳朵边缘和后面的结痂及膝盖后面的红斑开始退了，现在不挠了，手上的完全好了，体重也增加了两斤。老师都说孩子变化挺大的，做事很专注。

后来基本就是这些穴位轮换着施灸，紫钰妈妈坚持得非常好，期间她还在艾草水中加入一把花椒煮水给孩子泡脚，发现效果也非常好，膝盖和脚踝处的痂也都退下去了，脸上的也都退了，现在吃饭脸也不红了。整个调理过程经历四个多月，妈妈的辛苦换来了孩子干净美丽的肌肤和每晚香甜的睡眠。

谢谢紫钰妈妈对我的信任，一直坚持下来，她现在特别欣喜，因为自己把孩子调理好了，现在她的邻居和朋友都向她请教艾灸知识。

⑪ 中耳炎

儿童是中耳炎的好发人群，因为咽鼓管是中耳炎发病受感染的最主要部位，而儿童的咽鼓管相对大人而言相对较短，且显得宽而直。西方医学认为，当儿童患有流行性感冒、猩红热、麻疹等疾病时，细菌就会入侵咽鼓管，从而诱发中耳炎。

中医则认为，中耳炎的发病是由于体内肝胆湿热、邪气盛行导致的，故又称为"耳脓"、"耳疳"。我们只需要运用艾灸祛湿散热，很快就会痛去脓消。我们用艾灸调理了很多中耳炎患者，可以说方法简单方便，效果立竿见影。当妈妈们发现孩子如果出现耳鸣、耳痛、听力下降和耳道流脓等症状，就要想到孩子可能得了中耳炎。中耳炎包括非化脓性中耳炎和化脓性中耳炎两种。如果是化脓性中耳炎，艾灸前要先用干的软棉签将外耳道内湿湿的脓液清理干净。

艾灸部位：耳内阿是穴。准备一个空心的卫生纸筒，大约 10 厘米高，将纸筒对准耳孔，把点燃的艾条艾烟轻轻缓缓地吹进耳道，热度以孩子能够承受为宜。

在施灸时注意要吹得轻缓，不要让艾灰落入孩子耳内，还要勤刮艾灰。

天逸，五岁半，患慢性中耳炎两个多月，右耳严重，在吃完饭和睡前及跑跳时耳朵会疼痛，脓性分泌物较多，2014 年 4 月份过来调治，灸双侧外耳道、大椎、中渚，连续灸治七次痊愈。后来又在一次游泳后复发，妈妈自己在家给孩子灸了四天就痊愈了。

⑫ 小儿腮腺炎

流行性腮腺炎俗称痄腮，是由腮腺炎病毒引起的一种急性呼吸道传染病，病毒经空气飞沫传播，好发于春夏两季，多发于学龄前及学龄儿童。流行性腮腺炎在腮腺肿胀的前后一周传染性最强。

艾灸治疗腮腺炎起效快，安全舒适，2~7 岁的孩子非常容易配合。每日一次温和灸。艾灸患侧角孙穴 10~15 分钟，颊车穴 10~15 分钟，合谷穴（两侧）各10 分钟，灸两三次即可痊愈，灸完当天孩子吃饭玩耍都不受影响。

4 岁的小女孩淘淘右腮红肿热痛已两天，不能张嘴，孩子自诉耳朵也痛。灸右角孙穴、右颊车穴、双侧合谷穴，灸完第一次右腮点按上去时孩子说不那么痛了，耳朵一点也不痛了，嘴巴可以张开一些了。共灸治三天，痊愈。

我们调理的另一个病例是 3 岁 4 个月的小男孩天天，当时他双侧腮腺肿大已经四天，不红肿，低烧 37.2℃，双侧耳底痛，灸了双角孙、双颊车、双中渚穴，共施灸两次，痊愈。

腮腺炎发病初期有发烧、头痛、食欲减退及全身不适等症状，1~2 天后出现一侧或两侧腮腺肿大。腮腺肿大的特点是以耳垂为中心，向四周扩大，耳垂下部肿胀最明显，2~3 天内达到高峰，严重者颌下、颈侧及面颊部的软组织以及脸面都发生变形。肿胀皮肤发亮，表面灼热，边缘模糊，摸上去柔软而饱满，有弹性。触摸患处有疼痛感，患者张口及咀嚼困难，吃酸性食物时疼痛加剧，腮腺附近的颌下腺及淋巴结也会被波及而肿大。腮腺肿胀 4~5 天后逐渐消退，10~14 天恢复健康，很少有后遗症。

⑬ 儿童肥胖

默默是一个 10 岁的孩子，体重 110 斤，因为患有心肌炎来做艾灸调理，每周三次。因为持续艾灸，体重减了七八斤，体形好看了，默默妈妈开心地跟我说："过年回家，亲戚们都说他瘦了，还长高了，他最近也说感觉自己瘦了，心里可美了！最近还爱踢足球了呢！"这是连续艾灸三个月后，取得的良好效果。

体重超标的孩子一方面要承受体形不被自己和他人认可的压力，一方面要承受超重带来的身体亚健康症状的困扰，可以说孩子处在内忧外患的境地。同样做父母的也会处在对孩子体重、体形和健康的担忧之中。

做父母的较少能够心理强大到对当今普遍认可的"以瘦为美"的价值观视而不见、听而不闻。有意无意地都会想让自己的孩子体形好看，最主要的还是希望孩子不管胖瘦都要健康。因为在临床见闻了很多胖女孩的血泪减肥史，我一直比较留心体重超标的儿童，观察他们的价值观和自我感觉，大部分的孩子 12 岁以前还没有受到社会价值观的影响，12 岁以后就会很在意自己的体形和别人对自己体形的评价。

市面上，可选择的安全无毒、纯绿色减肥的方法可谓少之又少，家长面对孩子体重超标，很多时候能做的只有焦虑和担心。我以前认识一个小学五年级的孩子，体重超标很多，妈妈每天盯着孩子吃大蒜素和排毒养颜胶囊减肥。我也认识一些家长强迫孩子每天走五千米，尤其女孩的家长，在每次吃饭和给孩子买衣服的时候总是唠叨不停，使孩子的自尊心及价值感一次次受到伤害。

当然这是个别的现象，大多数父母可以忍住不说，但父母的焦虑和担心还是会让孩子自卑。

世界卫生组织制定的健康减肥三大原则是"不节食、不腹泻、不乏力"。并且还指出每周减重不能超过 1 公斤。对照一下市场上的减肥产品，哪个是真哪个是假，一目了然。

我认为肥胖的原因是，身体的脾肾阳气太弱而水湿寒痰太多。《黄帝内经》里有一个关于阴阳的思想非常重要，就是"阳化气，阴成形"。

脾胃为水谷之海，气血化生之源，脾虚则运化无力，痰湿内停。肾者主水，肾阳不足,身体的气化无力,水湿郁结。阳气无力则阴气凝聚成形,肥胖由此而成。

当我们知道肥胖最主要的病因是脾肾阳气不足,就可以从扶阳的角度调整脾肾的运化功能。脾肾阳气足了,自然可以把堆积在腹部、腰部、四肢的肥肉(痰浊瘀毒)化掉。

艾灸减肥是温暖舒适、家庭易于操作的方式。儿童减肥常用的穴位是大椎、脾俞、肾俞、中脘、肚脐、下巨虚等。

艾灸减肥是不需要节食的,不用控制饮食,但要注意吃饭的节奏,尽量细嚼慢咽,注意不要让孩子吃寒凉的食物,不要穿得太少,别的都没有什么禁忌。慢慢地,家长会发现孩子的口味变了,不爱吃味重的东西了。

艾灸减肥的效果与季节、气候都有关系。通常春夏见效较快,秋冬见效较慢。这是因为春夏两季人体的阳气旺盛,气化功能通畅而有利于减肥。艾灸减肥的过程是调整阴阳平衡、疏通经络、改善气血系统的过程,停止之后不会很快反弹。同时艾灸减肥也是一个渐进的过程,不能指望偶尔做几次就立刻见效。

同时,艾灸治疗肥胖,也需要辨证论治。也就是说,并非专门针对肥胖来治疗,而是根据身体五脏六腑的状态进行综合调治。

⑭ 营养不良

小儿营养不良是一种儿科常见症状,多见于 3 岁以下婴幼儿。临床主要表现为面色苍白,精神萎靡,纳呆乏力,形体消瘦,皮下脂肪减少,肌肉松弛,头发干枯成束,腹部胀大,青筋显露,体重不增或减轻,甚则智力发育迟缓。还可能出现凹陷性水肿及各种维生素缺乏症。

中医认为小儿营养不良多因乳食不节,积滞伤脾;饮食观念混乱导致的喂养不当,营养失调;或慢性疾病,气血双亏而致。灸法调理小儿营养不良,以消食导滞、健脾和胃或益气养血为主。

2015 年秋天,2 岁 11 个月的骏骏第一次来店里调理的时候,精神萎靡,不爱下地玩耍,大大的眼睛很乏力,面色偏黄,下眼袋颜色发黑,说话声音低弱,身体瘦弱,体重23斤。妈妈说为了给他看病找了很多名医,半年来吃了很多中药,孩子肚子总是胀的，大便两三天一次，干硬，色黑，吃饭还可以，晚上睡觉汗很多，早上9点前不肯起床，不爱吃早饭，不爱出去玩，不爱与小朋友交往，每天躺在地垫上玩的时间比较多。一岁半以前，孩子各方面都挺好的，挺爱玩爱跑的，后来辅食吃得比较杂，家中肉蛋奶不断，但孩子抵抗力却下降了，总是积食，反复感冒咳嗽，一点点地虚弱起来了，看中医都说是脾胃虚，消化不好，吃了药好两三天又不行了，看西医打针输液后孩子更是乏力，肚子痛胀。一家人为了给孩子看病，也搞得意见不合，烦恼不断。

当时，我们给孩子的调理方案是隔天灸一次，灸九次换第二组穴位。第一疗程施灸的是身柱、脾俞，肚脐、内庭。第二疗程施灸的穴位是大椎、长强、下脘和太白。他每周来店里调理两次，其他时间妈妈在家给孩子施灸，灸到第一个疗程结束后，妈妈说大便变好了，现在每天一次大便，前面褐色后面黄色，软便，有精神了，上午基本不躺在地垫上玩了，爱说话了，声音也比来调理前大了，晚上睡觉汗还是很大，早上七点多就能起床，早饭也吃得很好。第二个疗程期间正好赶上过年灸馆放假，都是妈妈自己在家里给骏骏调理的，年后过来调理了三次后，基本上就都好了。

后来每次来店里，小家伙走路大摇大摆的，见到谁都要打招呼，可有精气神了。妈妈每次在节气的时候都会带他来做保健灸，其他时间，看他吃多了或者精神不太好时，灸一两次就好了。

⑮ 自闭症

4岁小男孩岩岩被儿童医院诊断为中枢神经发育不良，自闭症患者，轻度脑瘫。他的精神和注意力非常不集中，面色青白，语言功能差，发音不清楚，不爱说话，不和小朋友玩耍，双腿无力，不爱走路，走路腿要拖着地走，不能自己上下楼梯。他食欲正常，对牛肉、鸡蛋过敏；长期便秘，大便3~4天一次，量少，很臭。他还控制不住自己情绪，每次发脾气时就会在地上打滚，很长时间不能平复。

我在触诊中发现在脾俞和肾俞、大肠俞处有很多结节。诊断为肝脾肾阴阳两虚。肾为先天之本，脾为后天之本。肾阳先天发育不足，导致元气虚弱，不能够奉养脾胃。脾胃阳虚运化无力又造成不能消化和吸收营养物质，导致身体能量在中焦瘀滞，造成便秘，而便秘本身又产生很多毒素无法排出。脾胃弱没有足够的气血物质营养肝脏，肝脏气血两虚造成肝气郁结，使精神变化更加紧张、烦躁，累及各个脏腑功能，体内反复恶性循环着，浊气浊水无法排出，瘀滞在经络脏腑中。

我们的调理方法是扶补脾肾阳气，疏通经络脏腑。每个星期调理两次，一个月为一疗程。艾灸大椎、命门、中脘、太阳穴，配合按揉膀胱经、胆经。

经过一个月的调理，妈妈反馈孩子大腿有力了，不拖着地走了，情绪也比以前好很多，基本上没有在地上打滚。持续到第二个月时，身上的力气比以前大很多，上下楼梯都是自己走，不让妈妈扶了。大便基本上两天或是一天一次，量也增加了，体重增加了3斤。另外还让妈妈很高兴的是，岩岩最近几次来店里，已经能够自己和灸师们要饼干吃，要彩泥玩了，语言表达能力提高了很多。妈妈坚持这两个月带孩子来调理，使得我们能够看到他的变化，妈妈自己也觉得心里轻松了许多。后续的调理还在进行中，愿岩岩宝贝早日获得更全面的康复。

附　录

节录历代名医
典籍中的小儿艾灸方

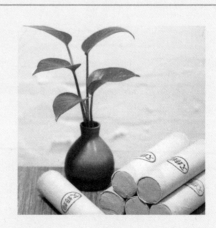

当代·谢锡亮《谢锡亮灸法》：

小儿哮喘灸身柱、灵台、中脘、丰隆。

艾灸疗法是中华民族的瑰宝，中医药学宝库中的一枝奇葩，用于防治疾病已有数千年的历史，活人愈疾无数，是中医临床的重要治疗方法，占据针灸学的"半壁江山"。几千年来，历代医家"或以汤药决生死，或以针灸起沉疴"，他们在临床上广泛应用艾灸疗法，治疗内、外、妇、儿等各科疾病，疗效显著、独特，简便易行。在近代，由于种种原因，艾灸疗法的应用和发展出现停滞不前的局面，人们对艾灸疗法缺乏真正深入的了解。但是，近十年来，一股回归自然、崇尚自然疗法的潮流正在兴起，当国人重新重视预防医学和自然疗法时，艾灸开始走入千家万户。但很多人对艾灸的了解都来自看电视、看视频、看微信或者听别人介绍，较少有人能够深入学习体验和实践。

2017 年国庆期间，我跟随针灸老师贺小靖一行到伟大的医药学家李时珍的家乡"蕲春"妇幼保健院做义诊，当天我义诊接待的二十多个当地病人都知道艾灸，也知道艾灸可以治病，但对艾灸疗效的亲身体验很少。蕲春被称为"艾都"，当地的艾草产业已经非常红火，艾草产品畅销国内外，年产值上千万的企业有上百家，可以说当地百姓知艾，但不深入，守着宝贝却不知道，还在受着病痛的折磨。

古代民谚"家中常备艾，老少无疾患"，我们要多使用艾灸，发挥艾灸的疗效，才能体验到艾灸给家人带来的轻松、舒适、不费力的好处。我们在北京，做了八年的艾灸养生馆，很多医院调不好的小儿哮喘、鼻炎、慢性湿疹、脾胃虚弱，以及大人的颈椎病、腰椎病、关节病、脾胃病、妇科疾病等亚健康症状，在调理一段时间后都痊愈了。

所以，在艾灸疗法的临床实践上，我们还有很长一段路要走。但这不是孤单的一条路，历代都有医家走在前面，他们为我们总结艾灸的理论基础和临床实践，他们就像指路明灯一样。我们要跟随他们的脚步，借鉴他们有益的经验，发扬共同的"医者仁心"，让疾病远离，为家人带来身心的愉悦和平安。历代记载灸法的著作很多，在此我只节录十一位有代表性的医家，也只选择他们在小儿艾灸疗法上的临床实践原文片段，希望能对用心的读者起到一点帮助的作用，在实践灸法的真髓和妙用上能够和历代医家心心相印。

① 《千金要方》——[唐]孙思邈

孙思邈是我国隋唐时期著名的医学家、养生家，他一生精研医术，治病救人无数，到百岁时还在著书立说，他对后世中医药学的发展做出了极大的贡献，被后人尊为"药王"。他总结唐代以前的临床经验和医学理论，广搜方药和针灸术等，撰成《千金要方》(又称《备急千金要方》)和《千金翼方》两书。《千金要方》包括中医基础理论和临症各科的诊断、治疗、针灸、食治、预防、卫生等内容。《千金要方》尤其重视对妇女和小儿疾病的预防与诊治，书中分析女性与男性、小儿与成人生理的不同，指出妇女病、小儿病的特点，主张独立设科。他将《妇人方》三卷、《少小婴孺方》二卷，置于《千金要方》之首。我们在这里只引述他的有关妇女妊娠期针灸禁忌和小儿病灸治的方法：

妊娠一月，足厥阴脉养，不可针灸其经。

妊娠二月，足少阳脉养，不可针灸其经。

妊娠三月，手心主脉养，不可针灸其经。

妊娠四月，手少阳脉养，不可针灸其经。

妊娠五月，足太阴脉养，不可针灸其经。

妊娠六月，足阳明脉养，不可针灸其经。

妊娠七月，手太阴脉养，不可针灸其经。

妊娠八月，手阳明脉养，不可针灸其经。

妊娠九月，足少阴脉养，不可针灸其经。

妊娠十月……但俟时而生。

少小婴孺方　惊痫灸法

论曰：小儿新生无疾，慎不可逆针灸之，如逆针灸，则忍痛动其五脏，因喜成病。河洛关中土地多寒，儿喜病痉，其生儿三日，多逆灸以防之，又灸颊以防噤，有噤者舌下脉急，牙车筋急，其土地寒，皆决舌下去血，灸颊以防噤也。吴蜀地温，无此疾也。古方既传之，今人不详南北之殊，便按方而用之，是以多害于小儿也。所以田舍小儿，任其自然皆得，无有夭横也。

小儿惊啼，眠中四肢掣动，变蒸未解，慎不可针灸抓之，动其百脉，仍因惊成痫也，惟阴痫噤痉可针灸抓之。

凡灸痫，当先下儿使虚，乃承虚灸之。未下有实而灸者，气逼前后不通，杀人。

痫发平旦者，在足少阳。晨朝发者，在足厥阴。日中发者，在足太阳。黄昏发者，在足太阴。人定发者，在足阳明。夜半发者，在足少阴。

上痫发时病所在，视其发早晚，灸其所也。夫痫有五脏之痫，六畜之痫，或在四肢，或在腹内，当审其候，随病所在灸之，虽少必瘥，若失其要，则为害也。

肝痫之为病面青，目反视，手足摇，灸足少阳、厥阴各三壮。

心痫之为病面赤，心下有热，短气息微数，灸心下第二肋端宛宛中，此为巨阙也，又灸手心主及少阴各三壮。

脾痫之为病，面黄腹大，喜痢，灸胃脘三壮，挟胃脘旁灸二壮，足阳明、太阴各二壮。

肺痫之为病，面目白，口沫出，灸肺俞三壮，又灸手阳明、太阴各二壮。

肾痫之为病，面黑，正直视不摇如尸状，灸心下二寸二分三壮，又灸肘中动脉各二壮，又灸足太阳、少阴各二壮。

膈痫之为病，目反，四肢不举，灸风府，又灸顶上鼻人中下唇承浆，皆随年壮。

肠痫之为病，不动摇，灸两承山，又灸足心两手劳宫，又灸两耳后完骨，各随年壮，又灸脐中五十壮。

上五脏痫证候。

马痫之为病，张口摇头，马鸣欲反折，灸项风府、脐中三壮，病在腹中，烧马蹄末，服之良。

牛痫之为病，目正直视腹胀，灸鸠尾骨及大椎各三壮，烧牛蹄末，服之良。

羊痫之为病，喜扬目吐舌，灸大椎上三壮。

猪痫之为病，喜吐沫，灸完骨两旁各一寸七壮。犬痫之为病，手足挛，灸两手心一壮，灸足太阳一壮，灸肋户一壮。

鸡痫之为病，摇头反折，喜惊自摇，灸足诸阳各三壮。

上六畜痫证候。

小儿暴痫，灸两乳头，女儿灸乳下二分。

治小儿暴痫者，身躯正直如死，及腹中雷鸣，灸太仓及脐中上下两旁各一寸，凡六处，又灸当腹度取背，以绳绕颈下至脐中竭，便转绳向背顺脊下行，尽绳头，灸两旁各一寸五壮。

若面白啼声色不变，灸足阳明、太阴。

若目反上视，眸子动，当灸囟中，取之法，横度口尽两吻际，又横度鼻下亦尽两边，折去鼻度半，都合口为度，以额上发际上行度之。灸度头一处，正在囟上未合骨中，随手动者是，此最要处也。次灸当额上入发二分许，直望鼻为正。次灸其两边，当目瞳子直上入发际二分许。次灸顶上回毛中。次灸客主人穴在眉后际动脉是。次灸两耳门，当耳开口则骨解开动张陷是也。次灸两耳上，卷耳取之，当卷耳上头是也；一法大人当耳上横三指，小儿各自取其指也。次灸两耳后完骨上青脉，亦可以针刺令血出。次灸玉枕，项后高骨是也。次灸两风池，在项后两辕动筋外发际陷中是也。次灸风府，当项中央发际，亦可与风池三处高下相等。次灸头两角，两角当回毛两边起骨是也。

上头部凡十九处，儿生十日可灸三壮，三十日可灸五壮，五十日可灸七壮，病重俱灸之。

轻者灸囟中、风池、玉枕也，艾使熟，炷令平正着肉，火势乃至病所也；艾若生，炷不平正，不着肉，徒灸多炷，故无益也。

若腹满短气转鸣，灸肺募，在两乳上第二肋间宛宛中，悬绳取之，当瞳子是。次灸膻中。

次灸胸膛。次灸脐中。次灸薜息，薜息在两乳下第一肋间宛宛中是也。次灸巨阙，大人去鸠尾下一寸，小儿去脐作六分分之，去鸠尾下一寸是也，并灸两边。次灸胃脘。次灸金门，金门在谷道前囊之后当中央是也，从阴囊下度至大孔前，中分之。

上腹部十二处，胸堂、巨阙、胃脘，十日儿可灸三壮，一月以上可五壮，阴下缝中可三壮，或云随年壮。

若脊强反张、灸大椎，并灸诸脏俞及督脊上当中，从大椎度至穷骨，中屈，更从大椎度之，灸度下头，是督脊也。

上背部十二处，十日儿可灸三壮，一月以上可灸五壮。若手足掣惊者，灸尺泽，次灸阳明，次灸少商，次灸劳宫，次灸心主，次灸合谷，次灸三间，次灸少阳。

上手部十六处，其要者阳明，少商，心主，尺泽，合谷，少阳也，壮数如上。

又灸伏兔，次灸三里，次灸腓肠，次灸鹿溪，次灸阳明，次灸少阳，次灸然谷。上足部十四处，皆要可灸，壮数如上。手足阳明，谓人四指，凡小儿惊痫皆灸之。若风病大?

治小儿中马客忤而吐不止者方：灸手心主、间使、大都、隐白、三阴交各三壮。

治小儿温疟：灸两乳下一指，三壮。

治小儿癖：灸两乳下一寸，各三壮。

治小儿猝腹皮青黑方：灸脐上下左右，去脐半寸，并鸠尾骨下一寸，凡五处各三壮。

治重舌方：灸行间，随年壮，穴在足大趾歧中。又灸两足外踝上三壮。

小儿囟陷方：灸脐上下各半寸，及鸠尾骨端，又足太阴各一壮。

治气颓方：灸足厥阴大敦，左灸右，右灸左，各一壮。

治小儿阴肿方：灸大敦七壮。

小儿脱肛方：灸顶上旋毛中三壮，即入。又灸尾翠骨三壮。又灸脐中随年壮。

治小儿疳湿疮方：灸第十五椎挟脊两旁七壮，未瘥加七壮。

治小儿尿血方：灸第七椎两旁各五寸，随年壮。

治小儿遗尿方：灸脐下一寸半，随年壮。又灸大敦三壮，亦治尿血。

治小儿四五岁不语方：灸足两踝各三壮。

② 《小儿明堂灸经》——宋·吴复珪

《小儿明堂灸经》是宋代儿科针灸方面的主要专著。原书已失传。它系统记录了小儿麦粒灸的腧穴定位和处方，是最早记载灸治小儿急症的著作，涉及45种小儿病证，选穴70余个。

小儿惊痫者，先惊悸啼叫，后乃发也。灸顶上旋毛中，三壮。及耳后青络脉，炷小儿风痫者，先屈手指如数物及发也。灸鼻柱上发际宛宛中，三壮，炷如小麦大。

小儿缓惊风，灸尺泽各一壮，在肘中横纹约上动脉中，炷如小麦大。

小儿二三岁，忽发两眼大小俱赤，灸手大指次指间后一寸五分口陷者中，各三壮，炷如小麦大。

小儿囟开不合，灸脐上、脐下各五分，二穴各三壮。灸疮未发，囟开先合。炷如小麦大。

小儿夜啼者，上灯啼，鸡鸣止者，灸中指甲后一分中冲穴一壮。炷如小麦大。

小儿喉中鸣，咽乳不利，灸璇玑一穴，三壮。在天突下一寸陷者中。炷如小麦大。

痫病者，小儿恶疾也。呼吸之间，不及求师，致困者不少。谚云：国无良医，枉死者半。

小儿猪痫病，如尸厥吐沫，灸巨阙穴，三壮。在鸠尾下一寸陷者中。炷如小麦大。

小儿睡中惊，目不合，灸屈肘横纹中上三分，各一壮。炷如小麦大。

小儿口有疮蚀，龈烂臭，秽气冲人，灸劳宫二穴，各一壮。在手中心，以无名指屈指头着处是也。炷如小麦大。

小儿鸡痫，善惊反折，手掣自摇，灸手少阴三壮。在掌后去腕半寸陷者中。炷如小麦大。

小儿疟久不愈者，灸足大趾次趾外间陷者中，各一壮。炷如小麦大。内庭穴也。

小儿身强，角弓反张，灸鼻上入发际三分，三壮。次灸大椎下节间，三壮。炷如小麦大。

小儿龟胸，缘肺热胀满，攻胸膈所生。又缘乳母食热面五辛，转更胸起高也。灸两乳前各一寸半，上两行三骨罅间穴处各三壮。炷如小麦大。春夏从下灸上，秋冬从上灸下，若不根据此法，十灸不愈一二也。

小儿疳眼，灸合谷二穴，各一壮。炷如小麦大。在手大指次指两骨间陷者中。

小儿秋深冷痢不止者，灸脐下二寸三寸间动脉中。炷如小麦大。

小儿惊痫，灸鬼禄穴一壮。在上唇内中央弦上。炷如小麦大。用钢刀决断更佳。

小儿水气，四肢尽肿及腹大，灸脐上一寸，三壮。炷如小麦大。分水穴也。

小儿热毒风盛，眼睛疼痛，灸手中指本节头，三壮，名拳尖也。炷如小麦大。

小儿龟背，生时被客风拍着脊骨，风达于髓所致也。如是灸肺俞、心俞、膈俞，各三壮。炷如小麦大。肺俞：在三椎下两旁各一寸半；心俞：在五椎下两旁各一寸半；膈俞：在七椎下两旁各一寸半。

小儿脐肿，灸腰后对脐骨节间，三壮。炷如小麦大。

小儿急惊风，灸前顶一穴，三壮。在百会前一寸。若不愈，须灸两眉头及鼻下人中一穴，炷如小麦大。

小儿但是风痫，诸般医治不瘥，灸耳上入发际一寸五分，嚼而取之，率谷穴也。

小儿呕吐奶汁，灸中庭一穴，一壮。在膻中穴下一寸陷者中。炷如小麦大。

小儿目涩怕明，状如青盲，灸中渚二穴，各一壮。在手小指次指本节后陷者中。炷如小麦大。

小儿雀目夜不见物，灸手大指甲后一寸，内廉横纹头白肉际，各一壮。炷如小麦大。

小儿睡中惊掣，灸足大趾次趾之端，去爪甲如韭叶，各一壮。炷如小麦大。

小儿多涕者，是脑门被风拍着及肺寒也。灸囟会一穴三壮。炷如小麦大。在上星上一寸，直鼻。

小儿急喉痹，灸天突穴一壮，在项结喉下三寸两骨间。炷如小麦大。

小儿食痫者，先寒热洒淅乃发也。灸鸠尾上五分，三壮。炷如小麦大。小儿牛痫，目直视腹胀乃发也。灸鸠尾一穴，三壮。在胸蔽骨下五分陷者中，炷如小麦大。

小儿马痫，张口摇头，身反折马鸣也。灸仆参二穴，各三壮。在足跟骨下白肉际陷者中，拱足取之。炷如小麦大。

小儿阴肿，灸内昆仑二穴，各三壮。在内踝后五分，筋骨间陷者中。炷如小麦大。

小儿脱肛泻血，每厕脏腑撮痛不可忍者，灸百会一穴三壮，在头中心陷者是也。炷如小麦大。

小儿新生二七日内，着噤不吮奶多啼者，是客风中于脐，循流至心脾二经，遂使舌强唇痉，唧奶不得，斯病所施方药，不有十全尔，大抵以去客风无过。灸承浆一穴，七壮。在下唇棱下宛宛中是也。次灸颊车二穴，各七壮，在耳下曲颊骨后。炷如雀屎大。

小儿食时头痛，及五心热者，灸噫嘻二穴，各一壮，在第六椎下两旁各三寸宛宛中。炷如小麦大。

小儿三五岁，两眼每至春秋忽生白翳，遮瞳子，疼痛不可忍者，灸九椎节上一壮。炷如小麦大。

小儿五六岁不语者，心气不足，舌本无力，发转难，灸心俞穴三壮。炷如小麦大。在五椎下两旁各一寸半陷者中。

小儿痢下赤白，秋末脱肛，每厕肚疼不可忍者，灸十二椎下节间，名接脊穴，灸一壮。三后用清帛子试，兼有似见疳虫子随汁出也。此法神效不可量也。《岐伯灸法》：疗小儿脱肛泻血，秋深不较，灸龟尾一壮。炷如小麦大。脊端穷骨也。

小儿斑疮入眼，灸大杼二穴，各一壮。在项后第一椎下两旁，各一寸半陷者中。

小儿奶癖目不明者，灸肩中俞二穴，各一壮。在肩甲内廉，去脊二寸陷者中。炷如小麦大。

小儿羊痫，目瞪吐舌羊鸣也。灸第九椎下节间三壮。炷如小麦大。

③ 《扁鹊心书》——［宋］窦材

《扁鹊心书》成书于南宋1146年。托名扁鹊所传，是南宋时期医家窦材结合"四十余年之所治验"，于晚年成就《扁鹊心书》的。本书共分三卷。主要内容是介绍灸法。书中提倡治病要以内经《素问》《灵枢》为本源，学医当明经络，当辨寒热虚实。窦材在《扁鹊心书》中大力提倡灸法，认为保命之法，"灼艾第一，丹药第二，附子第三"。人于无病时常灸关元、气海、命门、中脘，可起到防病保健的作用，并提出不同年龄、不同周期的灸法。书中所载小儿灸治案例如下：

一小儿食生杏致伤脾，胀闷欲死，灸左命关（食窦穴）二十壮即愈，又服全真丹五十丸。

一小儿因观神戏受惊，时时悲啼如醉，不食已九十日，危甚，令灸巨阙五十壮，即知人事，曰：适间心上有如火滚下，即好。服镇心丸而愈。

小儿麻疹，世皆依钱氏法治之，此不必赘。但黑泡斑及缩陷等症，古今治之，未得其法，以为火而用凉药治者，十无一生。盖此乃污血逆于皮肤，凝滞不行，久则攻心而死。……于脐下一寸，灸五十壮，则十分无事。

小儿吐泻因伤食……吐泻脉沉细，手足冷者，灸脐下一百五十壮；慢惊吐泻灸中脘五十壮。

④ 《针灸资生经》——［南宋］王执中

王执中在任湖南澧州州学教授时，对当时社会上重方药轻针灸的现象提出批评，并根据临床实践，重新订正针灸典籍的错误，编撰《针灸资生经》七卷。书中记载了不少临床有效穴位和丰富的灸法，并附有方药，是我国针灸学的重要文献。王执中是一位富有革新思想的医药学家，注重临床实践，反对迷信前人的旧说和墨守成规，主张针灸和用药相结合，书中所载小儿灸治方法如下：

小儿三五岁，两眼每至春秋生白翳遮瞳子，痛不可忍，灸九椎节上一壮。

小儿热毒风盛，眼睛痛，灸手中指本节头三壮，名拳尖。

小儿奶癖，目不明，灸肩中俞各二十壮。

小儿二三岁，忽两眼大小眦俱赤，灸手大指次指间后寸半口陷中，各三壮。

小儿目涩怕明，状如青盲，灸中渚各一壮。

小儿疳眼，灸合谷各一壮。

小儿雀目，夜不见物，灸手大指甲后一寸内廉横纹头白肉际，各一壮。

治小儿重舌，灸行间随年壮，又灸两足外踝上三壮。

小儿口有疮蚀，龈烂臭秽冲人，灸劳宫各一壮。

小儿多涕，是脑门被冷风拍着及肺寒也，灸囟会三壮。

小儿喉中鸣，咽乳不利，灸璇玑三壮。

小儿急喉痹，灸天突一壮。

小儿囟开不合，灸脐上下各五分，两穴各三壮，灸疮未合，囟先合矣。

小儿疳湿疮，灸第十五椎夹脊两旁七壮，未瘥加七壮。

小儿吐奶，灸中庭一壮。

⑤ 《卫生宝鉴》——［元代］罗天益

罗天益幼承父训，有志经史，攻读诗书。长大后，遭逢乱世，弃儒习医，师从名医李东桓。他的主要学术思想反映在《卫生宝鉴》一书中。

罗天益用灸法以温补中焦，不仅能治中焦不足的虚寒证，而且还可以治疗气阴两伤的虚热证，并发展了刘河间热证用灸、李东桓甘温除热的理论观点，继承和发展了金元四大家的针灸学术思想。书中所载小儿灸治方法如下：

治小儿急惊风，前顶一穴，在百会前一寸，若不愈，须灸眉头两处，及鼻下人中一穴，各三壮，炷如小麦大。

小儿慢惊风，灸尺泽穴，各七壮，炷如小麦大。

初生小儿脐风撮口，灸然谷三壮，针入三分，不宜见血，立效。

小儿癫痫瘛疭，脊强互相引，灸长强穴三十壮。

小儿癫痫惊风目眩，灸神庭一穴七壮。

小儿风痫，先曲手指如数物，乃发也，灸鼻柱主发际宛宛中，灸三壮，炷如小麦大。

小儿惊痫，先惊怖啼叫，乃发也，后灸顶上旋毛中三壮，及耳后青丝脉，炷如小麦大。

治小儿癖气久不消者，灸章门二穴各七壮，举臂取之，中脘二七壮。

脾俞二穴，治小儿胁下满，体重四肢不收，痃癖积聚，腹痛不嗜食，痎疟寒热，又治腹胀引背，食欲不多，渐渐黄瘦，可灸七壮，若黄疸者可灸七壮。

小儿疳瘦脱肛，体瘦渴饮，形容瘦瘁，诸方不瘥者，尾翠骨上三寸陷中，灸三壮，炷如小麦大。歧伯云：兼三伏内用柳水育孩儿，正午时灸之。当自灸之后，用帛子拭，见有疳虫随汗出。此法神效。

小儿脱肛久不瘥，及风痫，中风，角弓反张，多哭，语言不择，发无时节，盛则吐沫，灸百会穴七壮，在鼻直入发际五寸顶中央旋毛中，可容豆，炷如小麦大。

⑥ 《针灸大成·小儿门》——［明］杨继洲

杨继洲（1522—1619），名济时，出生于医学世家，祖父曾为太医，秉承家学，勤学博古。他曾在太医任职医官，行医足迹遍及福建、江苏、河北、河南、山东、山西等地，功绩卓著，声望甚高。他从事针灸临床四十余年，《针灸大成》是在其家传《针灸玄机秘要》的基础上，汇集历代针灸学术，加上自己丰富的临证经验而成，共十卷，内容全面，资料丰富。书中所载小儿灸治方法如下：

大小五痫：水沟、百会、神门、金门、昆仑、巨阙。

惊风：腕骨。

瘈疭，五指掣：阳谷、腕骨、昆仑。

摇头张口，反折：金门。

风痫，目戴上：百会、昆仑、丝竹空。

脱肛：百会、长强。

卒疝：太冲。

角弓反张：百会。

泻痢：神阙。

赤游风：百会、委中。

秋深冷痢：灸脐下二寸及三寸动脉中。

吐乳：灸中庭（在膻中下一寸六分）。

羊痫及猪痫：巨阙（灸三壮）。

口有疮蚀龈，臭秽气冲人：灸劳宫二穴，各一壮。

卒患腹痛，肚皮青黑：灸脐四边各半寸，三壮，鸠尾骨下一寸，三壮。

惊痫：顶上旋毛中（灸三壮），耳后青络（灸三壮，炷如小麦大）。

风痫，手指屈如数物者：鼻上发际宛宛中，灸三壮。

二三岁两目眦赤：大指次指间后一寸五分，灸三壮。

囟门不合：脐上、脐下各五分，二穴各三壮，灸疮未发，囟门先合。

夜啼：灸百会三壮。

肾胀偏坠：关元（灸三壮）大敦（七壮）。

猪痫如尸厥，吐沫：巨阙（三壮）。

食痫先寒热，洒淅乃发：鸠尾上五分，三壮。

羊痫：九椎下节间（灸三壮）又法：大椎三壮。

牛痫：鸠尾（三壮）。又法：鸠尾、大椎各三壮。

马痫：仆参（二穴，各三壮）。又法：风府、脐中各三壮。

犬痫：两手心足太阳肋户（各三壮）。

鸡痫：足诸阳（各三壮）。

牙疳蚀烂：承浆（针灸皆可）。

遍身生疮：曲池、合谷、三里、绝骨、膝眼。

腋肿，马刀疡：阳辅、太冲。

热风瘾疹：肩髎、曲池、曲泽、环跳、合谷、涌泉。

疡肿振寒：少海。

疥癣疮：曲池、支沟、阳溪、阳谷、大陵、合谷、后溪、委中、阳辅、昆仑、行间、三阴交、百虫窠。

❼ 《原幼心法》——［明］彭用光

彭用光，明代医家。江西人，以医术闻名于当地，后旅游并行医于河北、河南、江浙和广东等地，疗效卓著。《原幼心法》共 3 卷。上卷主要论述孕产及小儿养护所应注意的问题，中卷及下卷以证为纲，将小儿病自幼及长分成 27 门，每一门又分别论述病因病机、四诊用药、治则治法，并据证定方。书中还采用诗歌、赋形式，并附有图谱，使全文形象易懂，便于记诵。全书方论证治完备，广征博引，间述新见，于治则治法论述颇多。该书具有下述特色：推原本始，重视胎教；以证类方，论述颇多；治法多样，重视外治；广征博引，图文并茂，是中医儿科临床的重要书籍。书中所载小儿灸治方法如下：

诸惊灸法

小儿急惊，灸前项二穴，三壮。取法：在百会前一寸。若不愈，灸两眉心及鼻下人中一穴，炷如小麦大。

小儿慢惊，灸尺泽穴，各三壮。在肘中横纹约上动脉中，炷如小麦大。

小儿睡中惊掣，灸足大指、次指之端，去爪甲如韭叶许，各一壮。

小儿角弓反张，身强，灸鼻上入际三分，三壮；次灸大椎下节间，三壮。

小儿睡中惊，不合眼目，灸屈肘后横纹中三分，各一壮。

诸疳灸法

小儿疳眼，灸合谷二穴，各一壮。取法：在手大指、次指两骨间，陷中是穴。

小儿疳痢，脱肛体瘦，渴饮，形容憔悴，诸般医治不差，灸尾椎骨上三寸骨陷间，三壮。歧伯云：兼三伏内，用桃枝、柳枝煎水浴孩，子午正时，当日灸之，后用清帛拭，兼有似见疳虫随汗出也，此法神效。

小儿羸瘦，饮食少进，不生肌肉，灸胃俞二穴，各一壮。取法：在十二椎下，两旁各一寸半，陷中是穴。

疟疾灸法

小儿疟疾，灸大椎、百会，各随年壮，然百会在发际上五寸。

小儿久疟不愈，灸足大指、次指外间陷中，各一壮，名内庭穴也。

下痢灸法

黄帝云：小儿疳痢脱肛，体瘦渴饮，形容憔悴，诸医治不差，灸尾椎骨上三寸骨间，三壮。歧伯曰：兼三伏内，用桃柳枝煎洗。儿午时当日灸之，后用青棉拭，当有虫随汗而出，此神妙法也。

小儿秋凉，冷痢不止，灸脐下口三寸，门动脉中是穴，各灸三壮。

小儿脱肛泻血，每厕，脏腑撮痛不可忍，灸百会一壮，三壮。取法：在头中心陷者是穴。又灸接脊一穴。取法：在十二椎下节间是穴。

小儿脱肛泻，秋深不效，灸龟尾穴，一壮。取法：在脊端穷骨。

吐泻灸法

小儿呕吐奶汁，灸中庭一穴一壮。取法：在膻中穴下一寸，陷中是穴。

咳嗽灸法

小儿咳嗽，久不差，灸肺俞五壮。在第三椎下，两旁各一寸半。

水肿灸法

小儿水气肿及腹大，灸水分一穴，三壮。取法：在脐上一寸是穴。

伤寒阴毒灸法

气海穴在脐下一寸五分，石门穴在脐下二寸，关元穴在脐下三寸。以上三穴，治阴厥、脉微欲绝、囊缩遗尿、腹痛腹满、肠鸣皆有效。

阴陵泉二穴，在膝下一寸。易老曰：烦满囊缩者，宜灸此穴。

凡脉微弦小，腹痛，厥阴也，宜灸归来、关元各五壮。

凡脉沉，脐腹痛，少阴也，宜灸中脘五七壮。

痞癖灸法

小儿奶癖，目不明者，灸肩中俞二穴，各一壮。取法：在肩内陵，去脊二寸，陷中是穴。

小儿气久不消者，灸中脘、章门二穴。中脘，从骬，取病儿四指头是。章门，在大横骨外，直脐季胁端，侧卧，曲上足，举臂取之。各灸七壮，脐后脊中，灸二七壮。

小儿疝症灸法

小儿疝卵偏肿者，灸囊后络十字纹上，三壮。春灸夏较，夏灸秋较，秋灸冬较，冬灸春较。

小儿阴肿，灸内昆仑二穴，各三壮。取法：在内踝后五分，筋骨间陷是穴中。灸小便淋沥法，炒盐不以多少，热填满病人脐内，是神阙穴也，却用小麦大艾柱灸七壮。良验。或灸三阴交穴。

龟背灸法

婴儿生下不能护背，谷风吹春，入于骨髓故也。或小儿坐早，亦致伛仆，背高如龟背矣。然此多成痼疾，间有灼艾，收功肺俞穴，第三椎骨下，两傍各一寸半；膈俞穴，第七椎骨下，各一寸半。以小儿中指甲节为一寸，艾柱如小麦大，但三五壮为止。

⑧ 《幼幼集成》——［清］陈复正

本书是一部中医儿科专著，由清代陈复正编撰。本书医论简明，方治详备。

除收集了前代儿科文献、民间医疗经验外，并结合陈氏多年临证实践，"存其精要，辨其是非"而成，故曰"集成"。其无论是在儿科理论，还是在诊断治疗方面，都有独到发挥。特别是在小儿惊风以及痉病的治疗方面，独具卓见，有临床实用参考价值。收方即有正方，又附有简便经验之方，颇为实用，是儿科重要的临床参考书。

（小儿）倘涉久病体虚，忽然精神溃乱，人事昏沉，须用回生艾火挽之，盖此火能回散失之元阳，收归气海，固其根蒂，免致离散。其法以生姜切为纸厚薄片，大如指甲，贴尾闾穴（脊骨尽处）、命门穴（在腰脊间前正对脐），以艾绒捼紧如绿豆大，安姜片上，用火灸之，每穴以三炷为度；灸完，另以姜片贴脐下阴交穴，如前灸之，此火不特小儿可用，凡男、妇一切中风中痰，气厥阴证，虚寒竭脱，凶危之候，咸宜用之。有起死回生之功，幸毋轻视。

凡小儿中恶、客忤，以及痰闭、火闭、风闭，乍然猝死，即以大指掐其人中穴，病轻者，一掐即啼哭而醒，倘不应，掐合谷，又不应，掐中冲；若再不应，其病至重，则以艾丸如萝卜子大，于中冲穴灸之，火到即活。盖中冲一穴，为厥阴心包络之脉所出，其经与少阴心脏相通。此火一燃，则心中惕然而觉，倘此火全然不知，则百中不能救一矣。

小儿脐风撮口，以艾叶烧灰填脐上，以帛缚之；若脐带已落，用蒜片贴脐上，以艾火灸之，候口中有艾气，立愈。

腹痛简便方：治一切胃痛、胸痛、腹痛、腰痛，疼如锥刺，不可忍者。花椒不拘多少，研为细末，和少面粉，醋和成饼，贴于痛处，上铺艾绒，用火灸之，疼立止。

熏法：治痘疮作痒，泄泻内虚者。

⑨ 《神灸经纶》——清·吴亦鼎

《神灸经纶》，灸疗专著，清代吴亦鼎撰于咸丰元年（1851年），共四卷。卷一论灸法基础知识、经络总纲和周身骨度，细分为说原、蓄艾、灸忌、补泻、周身经络部位等26节。吴氏很重视灸法的基础和理论，开篇即指出灸之功效在"夫灸取于火，以火性热而至速，体柔而用刚，能消阴翳，走而不守，善入脏腑。取艾之辛香作炷，能通十二经，入三阴，理气血，以治百病，效如反掌"。书中论灸法宜忌，内容详尽，其他如晕灸、灸疮处理等皆有细述。

卷二论经脉起止和腧穴定位、灸法等。经络腧穴之学，是灸法的基础。著者认为"若夫针灸之治，苟不明经络俞穴，无从下手""灸法亦与针并重，而其要在审穴，审得其穴，立可起死回生"。本卷总述十二正经及奇经八脉起止，详列诸经孔穴部位、取法及灸法禁忌，后附经穴图 20 幅，以便于学者记诵掌握。

卷三、四论证治。两卷以证治本义、十二经和奇经八脉主病为纲，首论伤寒、中风、厥逆，次以部位论病（含首部、中身、手足、二阴），再论妇、儿、外诸科，都是先证略再证治，即先分析病因脉证等发病特点，再分条详述病名、取穴和灸法。全书搜罗甚广，较系统地总结了清代中期以前中医灸法的理论和临床知识，是一部重理法且切合临床的灸法集大成的著作，在针灸发展史上享有一定地位。书中记载的小儿灸法如下：

急慢惊风：百会、水沟、合谷、大敦、行间、囟会、上星、率谷、尺泽（慢惊）、间使、太冲、印堂（灸三壮，炷如小麦大）。

撮口脐风：然谷。一法以艾小炷隔蒜灸脐中，俟口中觉有艾气即效。凡脐风症，必有青筋一道，自下而上，至腹而生两岔，即灸青筋之头三壮。若见两岔，即灸两处筋头各三壮，十治五六，否则，上行攻心，不救。

慢脾风：脾俞。

龟背：肺俞。

鸡胸：乳根。

羸瘦骨立：百劳、胃俞、腰俞、长强。

食积肚大：脾俞、胃俞、肾俞。

泄泻：胃俞、水分、天枢、神阙（腹痛乳利甚妙）。

霍乱：水分（转筋）、外踝尖上三壮。

夜啼心气不足：中冲。

疳眼：合谷。

重舌：行间。

气弱数岁不语：心俞。

口中转屎气：因母食寒凉所致。中脘灸九壮，大人十四壮。

阴肿：昆仑。

疝气：会阴、大敦。

五痫：先怖恐啼叫乃发。前顶（灸顶上旋毛中，炷如麦大，三壮，及耳后青络脉）、长强、囟会、巨阙、章门、天井、内关、少冲。

风痫：先出手指如数物状乃发也。灸发际宛宛中三壮、神庭（治吐舌、角弓反张）。

猪痫：病如尸厥，口吐青沫，作猪声。巨阙灸三壮，灸百会、神门。

羊痫：目瞪舌吐，作羊声。灸百会、神庭、心俞、肝俞、天井、神门、太冲。

马痫：张口摇头，身反折，作马鸣。百会、心俞、命门、神门、仆参、太冲、照海。

牛痫：善惊反折，手掣手摇。大杼、鸠尾尖下五分，灸三壮，不可多。

鸡痫：张手前仆，提住即醒。灸申脉。

惊痫如狂：灸炷如小麦大，三壮。灸金门、仆参、昆仑、神门、解溪。

痞气：灸中脘、章门（脐后脊中，七壮）。

雀目，夜不见物：灸手大指甲后一寸，内廉横纹头白肉际各一，炷如小麦大。

噤不吮乳：初生七日内的此症，是客风中脐，循流至心脾二经，遂使舌强唇撮。承浆（穴在唇棱下宛宛中）、颊车（穴在耳下曲颊骨后）。以上二穴各灸七壮。

唇紧：灸虎口，男左女右，七壮，又兼承浆三壮。

吼气：灸无名指头二壮。

脱肛泻血：脏腑撮痛不可忍。灸百会二壮。

⑩ 《灸绳》小儿病灸治医案——周楣声

周楣声，1918年出生于安徽省天长市中医世家，从事针灸临床50余年，精于灸法，著述丰硕，成果卓著。著作有《灸绳》《金针梅花诗钞》《针铎》等。周老治学和临床严谨，在多年的治疗过程中，他发现灸效要远远超过针，特别是对于急性及热性病效果更为优异。在《灸绳》一书中记载了很多他多年临床的病案，对灸法的推广和研究意义深远。我从中选了几个儿童灸治案例分享给大家。

（1）化脓性脑脊髓膜炎。百会对脑炎、脑炎后遗症及神经精神诸病，疗效均确切可靠，不论是直接灸还是温和灸均可有效。但时间一定要长，不能更换位置，可收叠加与积累作用，坚持治疗是成功的关键。

1985年周老去砀山治疗流行性出血热期间，当时砀山医院传染科人满为患，临时搭起的帐篷也不敷应用。在门口走廊边，有一个重病的女孩，因为不是出血热病人，当时也没人在意。两天后周老问其家人关于女孩的病情，她的家人说：医生说孩子是脑膜炎，牙关紧闭，滴水不入，颈项强直，已昏迷两天，治好的希望不大。当时周老听了一怔，忙去询问经治医生及查看病历，已经做过腰穿，脑脊液为浑浊淡黄脓样物，白细胞计数为58000余，即或不死也将形成终身残疾。他出于职业本能，当即找到传染科主任边春和大夫，主动要求对患儿治疗，当得到允诺与支持后，立即用灸架熏灸百会，让她一家人守候观察，日夜不停，连续三日夜，逐次好转，终于使患儿彻底痊愈出院。

（2）急性病毒性脑炎。患者杨某某，女，8岁，住砀山大寨乡后王庄村，1988年9月上旬，高热昏厥，抽搐。经本地医院积极治疗未效，急转徐州某家医院传染科，诊断为"急性病毒性脑炎"，住院抢救20余日。患者始终高热不退，大小便失禁，颈项强直，四肢痉挛，手足震颤频繁发作，口噤流涎，吞咽困难，似睡非睡，微有呻吟，一直处于半昏迷状态。经该院会诊讨论决定，以为痊愈无望，动员家长带患儿出院。

患儿出院第三天，经人介绍，来安徽省砀山第二医院针灸科求治，接诊的医生许红梅。患儿发烧40.5℃，其余症状同前。当即采用"灸架"取百会穴连续日夜施灸，嘱家长轮流守护观察，始终不更换穴位。各种症状逐步缓解，手足痉挛停止，能吞咽。灸至第三天的早晨，患儿突然开口叫"爸爸""妈妈"，并要东西吃，家长喜出望外。此后艾灸减量，每天仍继续灸百会，上午、下午各3小时。一周后患者意识进一步恢复，并能扶物站立。15天后，在续灸百会的同时，又加灸左右足三里，上午、下午各一次，每次2小时。防止百会穴因灸量太大而引火上行。20天后，患儿基本恢复正常，能和同伴笑闹追逐。至1988年10月上旬痊愈。前后共灸20余日，将近200小时，患儿已能上学。患者父母也不相信自己的孩子能恢复得这么好，感动得流下了眼泪，一句话也说不出来。

目前有些针灸教材，规定施灸时间为20分钟，故其效果不明显。古今中外的各种文献，从未见有单用一穴连续灸治三日夜，前后累计近200小时者，可见灸疗的作用量是决定灸效的最大关键。由此也开阔了单用一穴长时施灸之先河。之所以敢于应用灸法治疗热性病与长时间施灸，是因周楣声主任医师在来砀山用灸法治疗流行性出血热和灸治急性化脓性脑脊髓膜炎症均收到奇效的启示，周老灸治脑膜炎的时间前后总共约72小时，而这次治疗前后约达200小时，也可以认为这是大胆的创举。

（3）乙脑后遗症。马斌华，男，8岁，1993年10月就诊，四肢软瘫，颈项倾斜，双目向左上方凝视，对声光刺激无反应，对疼痛刺激有痛苦表情，说不了话，哭声低微，低热消瘦，大肉瘦削，如皮裹骨，是在4岁时由高热痉挛，诊断为乙型脑炎，病退后所引起的。用灸架熏灸百会，连续坚持灸一周。一周后低热消退，改用每天上午、下午各熏灸1次，每次一个半小时。一个月后，双目凝视好转，对声光有反应，颈项可勉强伸直，四肢肌肉略见饱满，坚持治疗至一个半月，对呼唤有反应，但不能说话，对外界的呼唤，可转头回顾，有喜怒表情，连续用这个方法治疗至两个月时，四肢可自主运动，在别人扶持下可行走，会说妈妈、叔叔等词语，但不清楚。治疗产生了明显的效果，病儿父母决心更大，配合更好，又坚持治疗一个月，病儿言语听力、上下肢均功能良好，可独立行走，做精细动作时唯感左手灵活性较差，回家自行熏灸巩固疗效。

（4）癫痫。直接灸百会对癫痫的疗效确切。山西河津市黄河修防段卫生所谭万捷医师之女，16岁，自8岁高热后即患有抽风毛病，发作时手足抽搐，口吐白沫，颈项强直，约半小时后方开始清醒，每隔三五日即发作一次，因而不能坚持上学，中西药物均无效果。谭医师是针灸爱好者，曾在"全国灸法讲习班"学习过，乃决定选取百会用直接灸，造成灸疮，一次后发作显见稀少，信心更足，待灸疮开始愈合之际，又复加强一次。前后共直接灸百会3次，病情彻底痊愈，恢复上学，思维清晰灵敏，现已读完初中。

（5）小儿肠套叠。小儿肠功能紊乱，发生套叠，采用灸治而收效自属意中事。患儿王某，男，5岁，患腹痛、腹泻两天，呕吐频频，不大便，不放屁，渐次加剧，肠鸣亢进，有气过水声，X线腹平片有液平。最后确诊为肠梗阻，肠套叠为最大可能，建议手术松解，家长不同意，姑求治于针灸。用两个灸架，上取水分，下取阴交，左右取两天枢，上下左右轮用，连续施灸，当灸至3小时后，忽然腹中作响，数步外清晰可闻，喷射出黄色稀大便一摊，并连放几个屁，一次缓解出院。

（6）婴儿腹泻。婴儿腹泻是一种最为常见而又颇感棘手的病种，中西药物均不能迅速奏效。采用快速点灸时，效果迅速奇特，最快为1次，最多也不过3~5次，即可收效。几年来临床病例达千例以上，治愈率为100%，简介于下：用"周氏万应点灸笔"（安徽省寿民灸具厂出品）将药笔点燃，衬以所附之特制药纸对准阴交、水分、左右天枢，快速点灼3~5下，点灸后涂一点清凉油，防止起泡(如起泡则效果更好，婴儿皮肤娇嫩，最好不起泡)或再加用命门，前后同用，效果更好。每次操作不过2~3分钟，可以每日上下午各1次，或每日1次。

⑪ 谢锡亮灸法

谢锡亮，当代针灸名家，师承民国针灸大家承淡安，是澄江学派的学术代表人。谢老从医近60年，历年来医治了大量的常见病及一些疑难病。尤其善用针灸之术，惯用深刺风府和灸法。谢老采用在穴位上直接施灸的方法治疗慢性乙肝和肝硬化、难治性皮肤病以及免疫系统的疾病等顽疾，常常救人于险绝中，深得病人信赖。谢老认为，对于疑难大病，灸法已成为常规疗法，有不可思议的效果，堪称简便验法，应大力推广。主要著作有《谢锡亮灸法》《健康长寿与灸法》等。

谢老灸治小儿的方法如下：

（1）吐乳灸身柱、上脘、内关。

（2）支气管炎灸身柱、脾俞、下脘、丰隆。

（3）气管炎灸风门、肺俞、尺泽、太渊。

（4）哮喘灸身柱、灵台、中脘，丰隆。

（5）肺门淋巴结核灸风门、身柱、灵台、中脘、合谷。

（6）百日咳灸风门、身柱、肺俞、命门、尺泽。

（7）下痢灸命门、中脘、天枢、大肠俞、合谷。

（8）腹泻灸身柱、大肠俞、天枢。

（9）水样泻灸大肠俞、水分、天枢、太白。

（10）消化不良灸肺俞、胃俞、中脘、天枢、内庭。

（11）营养不良、发育迟缓灸大椎、身柱、中脘、合谷（少灸），直接灸身柱穴亦效。要坚持常灸，能改变儿童体质，由弱变强。

（12）脊髓灰质炎（小儿麻痹）

- 急性期：灸大椎、风门、身柱、命门、曲池、合谷。

- 上肢麻痹：灸大椎、曲垣、肩髃、曲池、尺泽、支沟、内关、手三里、合谷。

- 腹肌麻痹：腹前面局部施灸，后面在相对部位取背俞穴。

- 下肢麻痹：灸肾俞、次髎、殷门、秩边、承扶、髀关、伏兔、环跳、委中、承山、阴陵泉、三阴交、解溪、昆仑、太溪、太冲。在患侧取穴，适当选择，交替使用。

（13）小儿夜啼：灸身柱、中脘、神阙。

（14）流涎：灸脾俞、中脘、合谷。

（15）新生儿破伤风：灸然谷、神阙。

（16）佝偻病：灸身柱、大杼、肾俞、中脘、上巨虚、绝骨。

（17）流行性腮腺炎（痄腮）：灸角孙，直接灸或灯火灸均可，灸患侧，双侧病灸双侧。每天灸1次，1~3次即愈。又：翳风、颊车、角孙、手三里、外关。

（18）新生儿窒息：灸神阙、内关。

（19）尿闭：灸关元、中极、阴陵泉。